UNACCOUNTABLE

沈黙する医師たち

病院が決して言わないこと

透明性が医療を変える

ジョンズ・ホプキンズ大学
メディカル・スクール教授（外科）
マーティ・マカリー◉著　吉田 啓◉訳
MARTY MAKARY

LOGICA
ロギカ書房

推薦

日本医学会／日本医学会連合　会長
堺市立病院機構　理事長
門田 守人

Ｍａｋａｒｙ博士の「Ｕｎａｃｃｏｕｎｔａｂｌｅ沈黙する医師たち」を一読して、１９９５年の外科教授1年生の時に自分が経験した症例を思い出した。この経験は本書の精神と通じるもので、自分の臨床医としての基本理念に大きな影響を与えてくれたものだったと思っている。その内容が最終講義「決断の外科学」の記録に載っているので、その一部を抜粋して以下に紹介する。

「教授に就任して間もなくの１９９５年に担当の大阪大学第二外科病棟で小腸内に流す栄養液を誤って経静脈のルートに流し込むという医療事故が発生した時のことである。それは、１９９９年1月に横浜市立大学病院で患者取り違え事件が発生してから医療事故・医療過誤に関する報道記事がすごい勢いで増加し、社会で話題になり始めるより4年近く前のことであった。結果的には患者さんは栄養剤の誤投与直後に呼吸不全に陥ったものの、ＩＣＵで管理することができ、一命を取り留めることができた。問題は誤投与が判明した段階で、我々がこの問題にどのように対応するかということであった。

当時の流れとすれば、こういうことは患者や家族にはあまり正確に知らせないというのが通常でした。しかし、私は、医療人と患者さんとは人対人の対等の関係であって、間違ったものは間違ったものだと自分に言い聞かせ、当時とすれば前例のないことだったかもしれないが、その時起こったことを正直に全てお話しすることを決断いたしました。

そこで、家族に連絡を取り至急病院に来てもらい、起こったことを総て説明し、謝罪した。そもそも、このようなことが発生したのは、病棟で使用している経腸栄養用のチューブと輸液点滴用チューブのコネクターが接続可能になっていたからであります。この事件後すぐに、接続できないものに変更してもらいました。そうしてからは、こういうことは発生していません。当たり前といえば当たり前のことなのですが、全国の医療現場にこの情報が共有されていなかったことは残念なことであります。当時は、まだまだ「寄らしむべし、知らしむべからず」で、患者あるいは患者家族に対しては医療内容をなかなか説明したがらなかった時代であったように思えます。

この経験から、私は医療事故というのは開示するものだと強く確信しました。」

この経験が、後に患者さんの気持ちを理解できる医学生を育てたいとの思いで始めた「医学部一年生による早期臨床体験実習」へとつながった。このプログラムは医学部の1年生と担当の入院患者とに2週間にわたり病棟で生活を共にしてもらうというもので、医学生が医学の専門知識を持つより前の段階で、患者の目線で医療現場を経験してもらうことを狙ったものであった。

患者と医師とは対立している時代ではなくパートナーシップを組みなおさなければならない、そして本書でも述べられているように全てをオープンにして、ともに医療の改善に向けて行動していかなければならないと信じています。

日本では、今はまだ、そのための基礎的な統計も不足している。しなければならないことはまだまだあるし、そうした点で海外の事例が主ではあるが、本書に書かれている事柄などは大いに参考になると思う。

訳者序文

この本は翻訳をする価値がある。本書を読んだ時、すぐにそう思いました。

手術の質向上など医療の品質改善運動について、一般の国民に治療成績などの情報を公開し、市場の力を利用して全体の底上げを図ろうという本書で示された発想はとても新鮮でした。考えてみれば一般の商品、例えば、自動車でもスマホなど電気製品でも、製品スペックはメーカーから細かに情報公開され、価格情報とともに消費者が製品を選択する際の参考にします。

本書では、医療品質を計測し、公開する取り組みや、そうした運動のキッカケとなった医療過誤についても、具体的な実例をあげて分かりやすく語られています。病気になって治療を受ける時、どのような医療施設で受けるのが良いか、本書に書かれていることには説得力があります。

著者が前書きに書いていますが、こういう本を書くつもりだと友人たちに伝えたところ、ほぼ全員から「医師仲間から恨まれる」という理由で反対されたそうです。だから、本書にかかれたような内容は、著者によっては「負け犬の遠吠え」だと言われてお終いでしょう。しかし本書の著者は研究者であるとともにジョンズ・ホプキンズ大学病院で膵臓移植部門のディレクターを務めるなど第一線で活躍している外科医であり、ＷＨＯの委員として「手術安全チェックリスト」を作成した立役者の一人でもあるそうです。このことも、本書は翻訳する価値があると思った理由のひとつです。

賛辞

〝大きな変革を必要としている既存秩序を根本から揺るがす書物が時折世に現れる。今日のアメリカの病院はそうした既存秩序であり、本書がその書物である。〟

―「Overtreated」著者　シャノン・ブラウン

〝アメリカの医療文化そのものに深く染み込んだ機能不全―医療改革が殆ど手を付けられずにいる問題を見事に暴き出している。〟

―ニューズウィーク誌上級特派員、ピーター・ボイヤー

〝とても読みやすく示唆に富んだ書であり、医療の受け手、提供者、立法に携わる人々など、それぞれにとって興味深い内容となっている。ここで指摘されている問題や提案された解決策等は国民的な議論に値する。〟

―ライブラリー・ジャーナル誌

〝この分野のリーダーによる示唆に富んだ本書は医師にとって必読書であるとともに我々一般人にとっても驚くべき発見に満ちている。〟

―パブリッシャーズ・ウィークリー誌

〝大病院の裏側で実際におきている事柄と、透明性の確保に向けた地道なステップが患者に力を与え、医療文化と安全性を如何に劇的に改善するかについて、医療関係者自身の痛烈な視点から見ている・・・医療の現状に関するショッキングな事実に溢れた刺激的な書である。〟

―カーカス・レビュー誌

〝データの公開により、人々は自らの健康に関して情報に基づいた判断を下すことが出来るようになるだけでなく、病院や医師をもより慎重でかつ効率的な方向に向かわせることになる。そんなことをマカリー氏による本書は完璧に示している。〟

―ブックリスト誌

〝本書は現代の医療体制が抱える多面的な問題について包括的に語っている。長く待たれた書である。〟

―ニュー・ヨーク・ジャーナル・オブ・ブックス誌、デビッド・オール

〝医師や医療行政に携わる人たちだけでなく、自分や愛する人が、どこで、いつ、どの医師の治療を受けるかの選択をする場面で、賢明な判断をするためにすべての国民にとって必読の書である。本書を読めば今まで以上に賢く医療サービスを受けることが出来るようになるだろう。〟

―エモリー大学　総長・医師　マイケルM.E.ジョーンズ

UNACCOUNTABLE

UNACCOUNTABLE

What Hospitals Won't Tell You and How Transparency Can Revolutionize Health Care

MARTY MAKARY, MD

BLOOMSBURY PUBLISHING
NEW YORK • LONDON • OXFORD • NEW DELHI • SYDNEY

BLOOMSBURY PUBLISHING
Bloomsbury Publishing Inc.
1385 Broadway, New York, NY 10018, USA

BLOOMSBURY, BLOOMSBURY PUBLISHING, and the
Diana logo are trademarks of Bloomsbury Publishing Plc

First published in the United States 2012

ISBN: HB: 978-1-60819-836-8; PB: 978-1-60819-838-2;
eBook: 978-1-60819-839-9

Library of Congress Cataloging-in-Publication Data

Makary, Marty.
Unaccountable : what hospitals won't tell you and how transparency can
revolutionize health care / by Marty Makary.—1st U.S. ed.
p. cm.
Includes bibliographical references and index.
ISBN: 978-1-60819-836-8 (hardback)
1. Medical personnel and patient. 2. Patient education. 3. Health
facilities—Public relations. 4. Medical errors. 5. Medical care—
Quality control. I. Title.
R727.4.M35 2012
610.7306'9—dc23
2012007740

8 10 9

Typeset by Westchester Publishing Services
Printed and bound in the U.S.A. by Berryville Graphics Inc., Berryville, Virginia

父に捧げる。がん患者へのケアに見た父の誠実な態度と深い思いやりが私を医師の道へと進ませ、そして本書で書いた物語を読者と共有しようと決心させてくれました。

目次

前書き

友人たちにこの本を書くつもりだと伝えると、ほとんど全員が「医師仲間から恨まれるよ」と反対しました。しかし、実際に起きたことはそれとは全く正反対のことでした。私の原稿を読んだ医師は誰もが皆、これは出版すべきだと言ったのです。

ここでの議論の中心にあるのは、医療を企業的なものではなく、1人ひとりの患者に丁寧に対応するものにしようと急激に広がる医師たちの活動です。秘密にすることを拒否し、全ての選択肢、リスク、医療ミスについて透明性を確保すべしと主張します。この運動には指導者や正式な会員資格などありません。しかし、私たちのこの運動は医療分野にいる多くの専門家が医療活動と同じくらいに情熱を持って進めている運動です。

メディカル・スクールの3年生だった時、私は現代の医療に幻滅を感じて学校から離れました。現代の医療は神業のようであり精緻なものであると同時に、危険で不誠実であるように見えたのです。私が精一杯のケアをしていた穏やかな老婦人が、彼女が必要とせず、望みもしなかった手術の後に死ぬのを見た時、その瞬間はやってきました。彼女の担当医師たちは、その手術を受けるようにと彼女に圧力をかけていたのです。彼女が心の底からその手術を望んでいないこと、そしてその手術を受けなかったらどうなるか彼女が医師から聞いた説明に怯えていること、そうした懸念を私は担当している医師たちに伝えました。患者は誤った情報を伝えられている、手術を辞退したいと思っている、先輩医師たちへの私からのそうした抗議にもかかわらず、外科医が彼女を説得しました。そして手術は行われ、悲劇的な苦痛を伴う合併症によって3か月後に彼女は亡くなったのです。それが全てです。

私は結局メディカル・スクールから去ることとなり、指導医師には真実を患者に伝えない医療文化は私には正しいものと感じられないと伝えました。私はハーバード大学公衆衛生大学院に入学し、そこで医学の新しい分野、医療の質を評価するという領域を開拓する世界各地からやって来た医師と出会いました。

この新しい学問的構想の基礎にあったのは、現代医学の劇的な成長と比べて調和を持って進める能力が追い付いていないという認識でした。さらに、患者と医療者とが信頼関係を結ぶ能力も追い付いていませんでした。私がこの新しい研究分野を気に入った一番の理由は、私と同じように現代医療に付随する被害に怒りを感じている多くの学生、医師、教授がいることを発見したことです。

その後、私は再び患者を治療したくなり、結局1年後にメディカル・スクールは卒業しようと決めました。それから私は、がんを専門とする外科医となるために6年間のレジデント研修の道に進みました。

今の仕事を通じて、私はこれまでに何千人もの素晴らしい人々の命に深く係わり合うという光栄に浴しています。そうした人々の物語のいくつかは本人たちの許可を得て本書で共有しています（プライバシー保護のために、仮名を用いているケースもあります。仮名は一部の医師にも使用しています。その理由は明らかになるでしょう）。

忙しく働く医師として、誤った動機に満ちて崩壊した医療システムに患者が日増しにうんざりしてくるのを見てきました。他の産業では当たり前となっている、出来不出来に対する説明責任という原則を守らない産業です。それどころか、私たちの医療制度は顧客に目隠しをして手探りで歩かせるようなものです。そうしておきながら、医師は単に多くのことをすればしただけの報酬を得るのです。

医学生としてスタートした初めの頃から、ヒューストンでは心臓バイパス手術を受けることとなる患者でも、もしこれがサンフランシスコだったら単にアスピリンを処方されるだけになるかもしれないというのは一体何故だろうかと不思議に思っていました。良い医療というのは場所によって変わるものではなく、ベスト・プラクティスは普遍的であると当然のように考えていました。パイロットが飛行機を離陸させる前にするように、医療処置もチェックリストから始まるべきという強力なエビデンスがあるにもかかわらず、ほとんどの医師はこれまでチェックリストを使用してきませんでしたし、現在でも使わない医師は大勢います。同様に、一部の著名な病院では夜間の集中治療室（ＩＣＵ）に医師を配置しません。さらに危険なことですが、病院は提供する行為から発生する合併症の率が常に高いと十分に自覚しながら、それに対処するインセンティブがほとんどないか全くないということもあり得るために、結果として一般の人々がその「危険地帯」について何も知らされないままでいることもあるのです。治療成績に関する病院の数値が公表されていなくて、国民はどこに行けば良いか、どうしたら選択できるのでしょうか。ほとんどの人が比較している唯一のものは、駐車場です。

医療は競争が激しいのですが、競争する対象を間違えています。直近の数年間で医療品質を評価する専門家によって、個々の病院で患者がどれだけ健康を回復しているかを評価する、公正で簡潔な手法が定式化されていますが、こうした統計値が雄弁に語っています。町や市で突出して良い病院、突出して悪い病院が分かるのです。このデータにアクセスできれば、住んでいる地域でどの病院ならば最も良い治療が受けられるか分るでしょう。

では、なぜ一般の人はこの情報を入手できないのでしょうか。それは、大きな力が働いて、そう出来ないようにしているからです。最初にこのことを知った時には、とても驚きました。しかし、その時に気が付いたのです。病院はもはや私が育った時代のように献身的に地域社会を支える支柱ではなくなったのです。病院は統合し、説明責任を持たない巨大企業になったのです。そして彼らもそれで良いと思っているのです。医療機関は順調に作動しているマシンであり、全知全能であると思うように患者は仕向けられているのです。しかし、それは嘘です。実はアメリカ開拓時代の西部、ワイルド・ウェストと呼ばれた無法地帯と同様なのです。

国内最高の医療センターで働いた経験のある外科医として、私は証言します。アメリカの医学は多くの点で素晴らしいと。患者は最先端の医療を受けようと世界中から私達のもとにやって来ます。アメリカの研究は世界中の羨望の的です。しかし、この同じ医療システムが日常的に患者の体内に外科用スポンジを残置し、間違った手足を切断し、ぐちゃぐちゃな手書き文字が原因で子供は薬剤の過剰投与をされるのです。２０１０年、権威ある雑誌ニュー・イングランド・ジャーナル・オブ・メディシン誌に掲載されたハーバード大学の研究で、医療の専門家ならよく知っている調査結果が報告されました。全患者の25％もの人々が医療ミスによる被害を受けているのです。[1] 一般には更に知られていないことですが、医療をより安全なものにしようという様々な努力にもかかわらず、過去10年間、医療ミスの発生率は下がっていないのです。高い代償を払って医療ミスが示していることは、医療の密室文化によって自己満足が増大しているだけに過ぎないことの例示です。

医師としてのトレーニング期間を修了して何年もしてからですが、全国外科医会議で私の大好きな公衆衛生学教授の１人であるハーバード大学の外科医ルシアン・リープ博士に出会いました。博士は会議の基調講演での冒頭、何千人もの聴衆を見渡して、「危なくて医療をやらせてはいけないと思える医師が自分の同僚の中にもいると思う人は手を挙げてください」と発言しました。

すると、全員が手を挙げたのです。

この反応が信じられなくて、私は会議などで話をするたびに常に同じ質問をするのが習慣となりました。しかし、返ってくる反応はいつも同じでした。医師ならばこの問題は誰もが知っていますが、口に出す人はいないのです。標準ガイドラインをちょっと守るだけで防止できたかもしれない医療ミスによって毎日誰かが害を受けたり亡くなったりしているのです。この問題について黙っていることが問題に対処するための努力を邪魔してきたのです。少なくともこれまでは。

医療はそれ自体が文化です。そこには固有の言語、特有の気風、独自の掟があります。医師として患者が抱える問題にどのように取り組むか、自分が治療を行うのか、それとも別のより専門的な医師にその患者を紹介するのか、これらは医師が働く医療機関の職場文化に大きく依存します。ある医療センターでは利益が優先され、別の医療センターではチームワークが最も大切にされます。

医師は害を与えないことを誓います。しかし、仕事を始めるとすぐに別の暗黙のルールを身に付けることとなります。同僚による医療ミスを大目に見るというルールです。医師は一般的には善意の持ち主であり、自制心があり、よく訓練されています。メディカル・スクール志願者のほとんどは患者への過剰治療や費用のかかる治療を処方することを仕事の目的とするのは忌み嫌うでしょう。しかし、こうして医師は社会に順応していくのです。私たちは治療を控えるよりも積極的に治療する方へとバイアスがかかった教育を微妙に受けています。万能のドル紙幣が私たちの医学的判断に影響を与え得るとは認めたくないですが、実際にはそうであることは素直に認めます（ただし、自分のことではないですが）。私の推測では平均的な医師の場合で金銭的インセンティブの誘惑は1日に2〜10回程あります。特に、治療するかどうかの境界線上にある場合（ほとんどの患者がそうなのですが）、この誘惑に時には負けてしまいます。

いつ治療するかというグレーゾーンは、忍耐よりも行動を優先する医療文化のために曖昧となっています。医師は「何かをする」ことで報酬を受けます。製薬会社や医療機器メーカーが医師に高額のキックバックを支払うこともあります。これが患者に情報開示されることは滅多にありませんが、実際には開示するべきでしょう。治療を勧める背後に隠された経済的インセンティブがあることで、アメリカの医療は不正で標準化されていない医療の寄せ集めとなっているのです。

あなたが受ける医療の質には幅広いばらつきがありますが、その多くは文化によって説明可能です。

すなわちそれぞれの医療機関によってチームワークのレベルや共有している使命感に違いがあるのです。文化とは、ある病院では看護師が医師の指示を間違っていると思っても指示に従って薬を投与し、別の病院では看護師が指示をした医師に執拗に説明を求めて確認しようとすることです。

無責任な銀行幹部が住宅ローン担保証券のひどい実態を知ろうとせずに、短期的な利益をあげた社員を厚遇する企業文化を生み出したことで金融危機が醸成されたように、医療における説明責任の欠如もまた、過剰医療や医療費の肥大化を助長する組織文化を生むのです。健康保険料を払っている人や経営者ならば、この壊れたシステムによって自分の財布がどれだけ打撃を受けているか分かっているでしょう。銀行と医療、両方とも厳密には違法なことは行われなかったようですが、透明性が欠けていたために不適切な慣行がノーチェックのままに行われてしまったのです。銀行は自分たちでルールを作りましたが、責任を持たずに、一般大衆にリスクを取らせて自分たちは儲けたのです。病院も同じです。唯一の違いは病院には救済措置が常に行われるということです。国民もその付けで身動きが取れなくなり、必要な情報を要求しているのです。

ショッキングな事実ですが、権威のある大病院でも、その中には同じ街にある他の病院と比べて合併症の発生率が4～5倍多い病院もあるのです。そして、良い病院でも局所的にパフォーマンスの悪い部門はたくさんあります。同じ診療行為について病院ごとの治療成績が明確になれば、成績の良い病院は報われ、悪い病院もそれが明確となることで改善が推し進められるなど、自由市場の力が活用されるのです。今でも市場の力を利用してはいますが、広告の看板を立てたり病院駐車場の改善だったりが主で、本来はもっとうまく活用できるはずです。

ヘルスケア改革の議論は、単純化しすぎたりポイントを完全に取り違えて話したりするのが好きな政治家による、上辺だけのキャッチフレーズのような発言ばかりです。医療体制は破綻し、その負担が一般家庭、企業、そして国の借金にのしかかっていることを私たちは知っています。一般常識に根差した改革が必要です。透明性を通じて、病院に説明責任を持たせ、医療活動をより誠実なものにする力を消費者は発揮することが出来るのです。

この本を書いた私を裏切り者と呼ぶ医師1人に対して、私に感謝の意を伝えてくれた医師はその5倍いました。だから透明性の時代がやって来ていると私は信じています。

第1部

さまざまな医者

第1章　ホダッド先生と肉食恐竜

「その患者はホダッド先生が診ている患者だよ」と外科でのレジデント研修も後半に差し掛かったシニアレジデントが教えてくれました。

それはメディカル・スクールを卒業し、卒後研修であるレジデント研修医として初めて出勤した日です。私は喜びにあふれていました。なにしろ世界中で最高の医療機関、ハーバードです。すれ違う人が私を本物の医師だと思っていること自体、信じられない気持ちでした。真新しい白衣についている折り目で、私がまだ新人であることがバレませんように。そんな気持ちでした。

やる気いっぱいの自意識過剰で、真面目な医者らしい口調と難題に挑戦しているかのように眉を上げ淡々と話すことで、私は自分の感情を覆い隠していました。反抗的に見えることや、暗黙の掟に反することはしないようにしていました。一瞬でも気を抜いた表情を見せようものなら、シニアレジデントから「やる気がないのか？」と叱責されると感じていました。

最初の週は何をしているのか自分でも全く分かりませんでした。分かるようになることはメディカル・スクールの試験に合格するよりも難しいことでした。私はまるで子犬のようにシニアレジデントの後を速足で付いて回りました。ある時には別の階にあるラボの検査結果を確認するため、また別の時には患者に話をするため、シニアレジデントが急いで移動するたびごとに私も付いて行った方が良いだろうか迷いながらも付いて回りました。時にはただボサっと立って待っているだけのこともありました。私のことは忘れられてしまったのだろうか、一体いつになったら戻ってくるのだろうかと思いながら。

そんなことが日に50回もあり、最終的にはとにかく付いて回ろうと決めましたが、トイレにまで付いて行ってしまったこともありました。そこで、付いて行くべきでない場所に向かっている時には、レジデントが私の足元を指さして「お座り」と私に命令するように仕向けようとしました。彼が忘れずにそうしてくれた時には、私は深刻なしかめ面をして、その場にじっと注意深くとどまっていたものでした。

私が病院での生活に慣れてきた頃、ホダッド（HODAD）という名前を頻繁に医師の仲間内で聞くようになりました。ある日、またホダッド先生の名前を耳にしたので、これはきっと、この病院で最も有名な外科医に違いないと思い、ホダッド先生のことについて聞いてみなければと思いました。

「ホダッド先生ですか、まだお会いしたことはないのですが」

すると「ウエストチェスター博士…ウエストチェスター博士がホダッド先生よ。外科のレジデント研修医達が彼をそう呼んでいるのよ」と1人の学生がにやにやと笑いながら身を乗り出してささやきました。「ホダッドとはHODAD、Hands Of Death And Destruction、つまり神の手ならぬ死と破壊の手という意味よ」
彼女が話すことをさも知っていたかのように、私は物知り顔でうなずきました。後で、私は別の研修医にその意味を聞いてみました。すると彼はここぞとばかりに、ウエストチェスター博士がどのようにしてホダッドとして知られるようになったかについて、彼自身の個人的な経験談を熱心に語ってくれたのです。かつてあるセレブ俳優がヘルニアのような症状で「アメリカで一番」のこの病院に来ました。手術を望んでいたのです。遠方からはるばるこの病院にやってくる多くの有名人たちと同様に、世間での評価が傑出していることを聞いてウエトチェスター博士を特別に指名して来たのです。

この有名人の病気は、次のどちらかでした。1つは手術を必要とするヘルニア、もう1つは治療の必要がない普通に見られる筋組織の隆起。ホダッド先生は患者と会いはしましたが、本来はしなければならない診断をしませんでした。この有名な芸能人は手術を期待してこの病院に来たので、ホダッド先生は単にその希望に応えようとしたのです。

ホダッド先生が手術室でこの有名人を開腹すると、案の定、彼には腹直筋離開と呼ばれる筋組織の隆起がありました。ヘルニアに似た症状を呈することのある通常の所見です。医学生ながらも腹直筋離開が手術を必要としないことは知っていました。しかし、患者はとにかく既に手術を受けてしまっているのです。それは毛がふさふさの犬にボトックス注射をするのと同じくらい医学的に正当化されるものではありません。

年配の麻酔科医もこのＶＩＰ患者のために呼ばれていましたが、ここ最近は長い間この類の手術の支援をしたことがなかったため、ちょっとした手違いで麻酔の量を少なくしてしまいました。痛みに反応して、患者は手術が終わる前に突然手術台の上でぴくぴくと動き始めたのです。上半身を突然大きく動かすと、患者のお腹からおぞましい、弾けるような音がするのを助手が聞きました。患者の体内で縫合部が切れる音で、外科医の間で「ハードランディング」と呼ばれる展開でした。この有名人の患者は、そもそも初めから必要さえなかった手術に加え、さらに合併症のリスクにもさらされてしまったのです。

もちろん、手術室で痛みにのたうち回る患者のほとんどがそうであるように、このセレブ氏も麻酔による記憶障害—弁護士から医師を守るための神様の贈り物—のおかげで何も覚えてはいないでしょう。

切開部位からはすぐに菌が入ってしまいましたが、長い回復過程を経て通常の生活を取り戻しました。こうした全ての判断誤り、下手な外科テクニック、予後が悪いこと等の結果はどうなったと思いますか。ロレックスの腕時計、花束、休暇の提供、そしてたくさんの抱擁など、ホダッド先生とそのスタッフ達へのあふれんばかりの感謝でした。

この話をしてくれた研修医はとても楽しそうに話してくれました。それはまるで打ちのめされた外科研修医のストレス対策となっているようでした。話が進むにつれて、口調に加速度がついてくるのでした。看護師たちはホダッド先生には一切質問をしないよう苦労したそうです。質問をすることで先生との厄介なやり取りに発展するリスクにさらされるからです。代わりに、看護師たちはひそかに彼の手術器具トレーを「建物解体用鉄球」とあだ名をつけていたそうです。

聞いて回ると、ホダッド先生にまつわるさらに信じられないような話を耳にしました。それは私にとって衝撃的で、びっくりするようなものでした。一体全体どうしてそんな人が自由に病院内を歩き回ることができるのだろうか。笑うべきなのか泣くべきなのか、私には分かりませんでした。

ホダッド先生が医療におけるもっと大きな問題点、多くの人々がほとんど気付いていない問題点を体現していると私が気付いたのは更に後になってからのことでした。その時点ではただ困惑すると同時に、漠然とした興味をそそられたのです。ホダッド先生に識別番号が紐づけられた患者は、標準化や監視、品質評価手法を欠いた医療制度の不運な犠牲者でした。しかしそれでも、患者はホダッド先生に診てもらい―毎日何千人もの彼のような医師に診てもらった患者と同様、大喜びで、見掛け倒しの粗雑な治療に深く感謝するのでした。

私はネットでホダッド先生を検索して調べてみました。独立した評価機関であるHealthGradesによれば彼はメディカル・スクールを卒業した後、外科医として専門委員会の認可を受けたとあり、さらにはこの評価機関から5つ星の評価まで与えられていました。

病院で初めてホダッド先生に会うことを期待しながら、私は彼がどんな風体をしているのだろうかと想像しました。現代のジキル博士―髪がぼさぼさで、傲慢で、目に見えて危険な人物を想像しました。悪魔のようなホダッド先生が朝の回診に現れるのを待っていると、見えてきたのは歳のころ60歳ちょっと、気品のある、身なりのよい男性が非の打ち所のない白衣をまとって私たちレジデント研修医のグループに近づいてくるのに気が付きました。垢ぬけた屈託のない容姿と自信に溢れていました。私がチームの新人であるのを見てとると、両目でしっかりと私をとらえながら最初に私に近づいて来ました。この感動的な人物が、あの悪名高いホダッド先生であることに気付いた私はすっかり狼狽してしまいました。

「おはよう。私はドクター ボブ・ウェストチェスターです」私がその場で立ちすくんでいると、きらめくような笑顔で少し私の方に体を傾けて話しかけてきました。

「ドクター〝死と破壊の手〟、私はマーティといいます」と自己紹介をしようと思いましたが、このあだ名を思わず口走ろうとする衝動を私は抑えなければなりませんでした。

実際のところ、ホダッド先生は恐ろしいほどに普通の人でした。

何人かの患者さんを一緒に回診してみて、彼の患者に接する態度には思いやりがあふれ、物腰も柔らかであることに気が付きました。彼の患者は絶対的に彼を崇拝し、明らかに彼が主治医であることに感謝をしていました。そして、私でさえも彼を好きになってしまいました。彼は患者の隣に寄り添うように座って患者を慰めるのでした。私は今でもそれをお手本とし、また私の学生たちにもそうするようにと教えているほど医師として模範的な態度でした。

患者たちがホダッド先生を崇拝したからといって責められるべきではありません。チャーミングで患者の心を落ち着かせる診察態度の裏で、実際には何が起きているのかをホダッド先生の患者たちは本当に何も知らなかったのです。長期間の入院、長い手術時間、防げたはずの合併症などと、働いている私たち病院スタッフならば全員が知っている不器用で、未熟な、医療ミスと紙一重の動作とを関連付けて考えることなど患者たちには思いも寄らなかったのです。彼の患者たちは自らの不運を神が命じたでたらめな偶然によるものだと考えたのです。ホダッド先生が救ってくれなかったら、もっと酷いことになっていただろうと感謝する人もいました。患者たちが愛したのは彼の堂々とした威光、素晴らしい肩書、名門アイビーリーグのストライプ、そして愛情のこもった態度でした。手術室での酷く低レベルの質にも拘らず、患者たちは彼の診療を気に入っていたのです。

医学的判断とか治療全般に関して言えば、優れたリスニングスキルは強力な診断ツールであると同時に治癒する力ともなります。しかし、ホダッド先生の行動を観察して、患者満足度というのは物語の半分にしか過ぎないことに気付きました。患者は、私たち病院スタッフが手術室で目にすることができたこと―この男は危険であり、判断力も乏しく、時代遅れの医療を実践している―などを知る由がないのです。

ホダッド先生の人気は決して異常な出来事ではありませんでした。アメリカ人は一般的に医師を尊敬し、医師の言うことに従うように育てられてきているのです。一言でいえば信頼ですが、私も自分の患者に難しい治療を推奨する時に何度も恩恵を被っています。

しかし、この国の不完全な医療制度全般に対する国民の嫌悪感は、国民の米国議会に対する嫌悪感に似ています。アメリカ人は議会を嫌っていると言い、そして支持率はいつもとても低いままです。しかし同時に、彼らが選んだ国会議員のことは気に入っていて、素晴らしい男性あるいは女性であると言っています。そして明らかにアメリカ人は医者のことはさらに気に入っています。２００９年のニューヨーク・タイムズ紙とＣＢＳの共同世論調査によると、アメリカ人のなんと77％が自分たちの受けている医療の質に満足しているのです。[1]

よこしまな動機を持って、監視の目もほとんど受けずに、一般大衆から遠く離れた密室で言い争いが行われているような支離滅裂な制度の下で医師たちは働いています。まるで連邦議会のようです。例えば駐車場など、医療の質に関係のない事柄が患者の医療機関選択に大きな影響を与えています。２週間に1日、私や私の同僚の多くが郊外にあるジョンズ・ホプキンズ病院のサテライトクリニックへと患者の診療に出かけます。そこでは駐車場が患者からの一番の関心事であることを考慮して停めやすい無料駐車場を備えています。

では、メディカル・スクールに進学したことがない患者が最善の医療を受けるにはどうすれば良いでしょうか。医療の質を判断する現実的な唯1つの方法は、日々医師と密接に働いている医療関係者に尋ねることです。

ホダッド先生の患者からの人気は、同じグループの一員として働いている別のもう1人の外科医の評判とは対極にあると言って良いくらいに対照的なものでした。その外科医はレジデント研修医の全員から肉食恐竜と呼ばれ、恐れられていました。ホダッド先生とは異なり、この肉食恐竜は外科医の1つの典型的なイメージにピッタリ当てはまっています。身長188センチ、厳しい体育会系で、よくある発作的激怒の際には普通の体格の研修医などは苦も無く片手で楽々と持ち上げてしまいます。

肉食恐竜は患者にはそのぶっきらぼうな診察態度で、研修医には鬼軍曹のようにへこませるやり方で、それぞれ恐れられていました。病院にはこんな言い伝えもあります。ある晩、肉食恐竜が病院の外を歩いていると強盗が近づいて来ました。犯人は肉食恐竜を知らないのでナイフを突きつけて金を要求しました。すると肉食恐竜はこの男の髪をつかんで持ち上げ、持っている物を全て取り上げたうえで、どすの効いた声で犯人を脅したのです。男は地面に足がつくやいなや命からがら逃げだしたそうです。

私はローテーション中に何度かこの肉食恐竜の目を神経質に覗き込むという明らかな不幸を経験しました。恐怖を感じました。病院の廊下で彼とすれ違う時など、ジュラシックパークでの人間と恐竜との出会いをスローモーションで見るかのように感じました。心臓はドキドキと高鳴り、彼から何か聞かれやしないか、患者に関する最新の情報であったり、私のような部下を拷問するためだけに思い付いたような気まぐれな質問であったり、あわてて心の準備をするのでした。

「今日のスミスさんの白血球数はいくつだった？」

「先生、９・５であります！」と、続けて質問がないことを祈りながら答えたものでした。返事が遅れようものなら、肉食恐竜の爪に備えなければならなかったものでした。

肉食恐竜がどんなに患者たちを怒らせたか、次から次へと信じられない出来事を私たちは耳にしました。集団で彼の犠牲になった時の慰めは、休憩時間にこうした物語の情報交換をすることでした。あるインターンは、肉食恐竜が患者に向かって「ちゃんと話を聞いてないな！」「死ぬぞ！」と怒鳴りつけるのをドア越しに聞いて恐ろしくなりました。ある時など、肉食恐竜は針でわざと看護師を突くのです。仕返しだと言っていたそうです。病院の言い伝えでは、彼はかつて待合室に入って来るなり家族に向かって「たった今、誰が死んだと思う？」と子供が助からなかったことを家族に口走ったそうです。

肉食恐竜は筋肉だけで出来ていて脳みそが足りない人物と思えたかもしれませんが、実際に変わった人物でした。疑いの余地はありません。まるで伝説の大型類人猿が食べ物をあさるように、入院患者のお皿から患者に聞きもせずにいきなり食べ物をとって食べたという話も聞きました。その患者はじっと見ているだけだったそうです。立派なホテルで学会が開かれた時、肉食恐竜が無人のカートから物を取って家に持って帰るのを見た人が居ると伝えられています。飛行機で短距離を飛んだ時など、飛行中ずっとトイレに座って、足元のゆったりしたスペースを楽しんだという噂もありました。

外科の指導医は、我々研修医を業務後も遅くまでいるように命じたり、患者１人ひとりに付き添って歩かせたりと、研修医を酷使することが日常的にありました。これは退屈で嫌な仕事でしたが、肉食恐竜が研修医だった時には病気の患者を集合させて集団で歩かせたこともあったそうです。肉食恐竜による典型的なうまいやり方では、床にテープで印を付けたスタートラインの後ろに患者を来させるというものでした。1人の虚弱な92歳になる韓国のお偉いさんが、他の患者が集合するよりも先に2、3歩気品のある歩き方でスタートラインを出発しました。すると肉食恐竜は「戻れ！全員集合するまではスタートラインの後ろに居ろ！」と叫んで、投げ縄で彼を引き戻したのです。男性は点滴スタンドをつかみ、おかしな入院着を着たまま大人しく惨めに立っていたそうです。彼は後に患者相談窓口の代表者に、「医者が私を歩かせたやり方は、まるで犬だ！」と言ったそうです。

当然のことながら、患者相談窓口には苦情があふれました。

患者たちは本当に肉食恐竜を嫌っていました。彼の不愉快なコミュニケーションスタイルには患者の約半分が怒りを感じて、多くの人は別の外科医に交代するよう要求するのでした。中にはホダッド先生に変えてくれと頼む者もいましたが、これは特別に皮肉なことでした。というのも、そのとんでもない行動にもかかわらず、肉食恐竜はその手術の正確さと完璧性へのこだわりとで、病院内では最高の外科医として評判を得ていたからです。

その超人的な外科的熟練と恵まれた手先は他の外科医やスタッフで知らない者はなく、手術室では私たちの時代で最も偉大な名手の1人でした。診察態度は我慢がならないものでも、臨床的判断と外科技術は非の打ち所がありませんでした。

今日に至るまで、この肉食恐竜は国内でも最高のテクニックを駆使した手術を日常的に行っています。

同時に、相変わらず毎週患者を怒らせ、不愉快な気持ちにさせています。実際、神経に触るようなことをされた患者の中には、最終的に私のところにセカンド・オピニオンを求めて来る人もいます。私はいつも何故私のところに来たか理由を聞きますが、答えは決まっていつもほぼ同じです。「あの医者は無能だと思う」「彼は自分がしていることを分かっていないようだ」。もちろん、そうした患者でも肉食恐竜と一緒に働いている看護師、医師、技術者に一言尋ねたならば、手術のレベルの高さが世界中の外科医から羨望の的になっていることが分かるでしょう。

ホダッド先生が己の限界を知り、肉食恐竜が彼を支援したら、世界はどんなにか違ったものになるだろうかと思いました。たぶんドリームチームになるでしょう。しかし、個別に給与が決まる医師が一緒に働くことは稀でした。さらには、この病院の文化では、そうしたことが奨励されているようには見えませんでした。そして私が訓練を受けた名の通った病院の多くでも質にはかなり大きなバラつきがあり、チームワークはお粗末なものでした。

試しに、私が働いていた病院（ジョージタウン、ホプキンズ、ワシントンDCゼネラルホスピタル、ハーバード、その他）で、どうしてこの病院に来たのかと常に聞くようにしたところ、患者の答えは概ね次のようなものでした。

・「家から近いので」
・「○年前に父が亡くなったとき、ここで診てもらったから」
・「有名な何某さんがここで治療を受けたので、良い病院に違いないと思った」

・「ここにはヘリコプターがあるので、良い病院に違いないと思った」
・「ロボット手術を行っているので、良い病院に違いないと思った」

駐車場の利用し易さとか、駐車場についての苦情もたくさんありました。他には、受付がフレンドリー（多くの場合、ボランティアが交代で対応しています）、病院の広告を見て、「私はここで生まれました」などといった理由で、安全だとか質の高い医療だとかいった理由はほとんどありませんでした。他のサービス産業と違い、医療では満足度というのは物語の一部でしかないのです。

医学生としての私の経験から明らかになったことは、患者満足度である程度は分かるとしても、医療従事者が自分の病気治療ではどこに行くかが全てを物語っているということでした。医師の安全性や質を本当に評価できるのは、一緒に働いている人だけです。それ以外の人は誰も分かりません。医学生としてハーバード大学でのローテーション中に、私はそこのスタッフに、死の間際に苦痛を和らげて欲しい時には誰に診てもらいたいか尋ねました。全員がホダッド先生を指名しましたが、ただし「彼が手術することはないという前提で」という条件付きでした。手術を受けるのだったら誰を選ぶかとの質問には、全員が一致して「肉食恐竜」と答えました。ただし、これにも「むかつくやつだけど」といった修飾語が大抵はついていましたが。

知っていることによるジレンマ

ホダッド先生や肉食恐竜に囲まれていた研修期間中、私は予期せず倫理的に苦しい選択を迫られることがありました。肉食恐竜が技術的には天才であること、ホダッド先生は無能であることを患者に知らせたいと思ったのです。患者が聞くことをしり込みしていたというわけではありません。実際、患者から「ホダッド先生は良い先生ですか?」と、そのものずばりの質問をしばしば受けました。誰のことも悪く言わない答えを、注意深く言葉を選んで返事をするというのがトラブルを避ける私のやり方でした。このあいまいに話すという芸術的方法は、それが極めて上手だった先輩のシニアレジデントから学んだものです。それは私にとって手本となる多くの新しい価値基準の1つとなりました。私の好きな教授たちも、この沈黙の掟を守っていることに私は気付きました。病院で劣悪な医療が提供されていると聞いても彼らはコメントを控えるか、嫌悪感を表明しても小声で声を潜めて言うだけで、行動を起こすことはありませんでした。

沈黙の掟については私が「教育」されたもっと強烈なことがありました。かつて手術の適応基準を満たしていないにもかかわらず手術をした医師を、判断が軽率であったとして別の医師が勇敢にも非難したのですが、その訴えが病院の診療内容審査会議で無視されたのを目撃したのです。過失を犯した医師は裁判官なら信じるだろうと思われる弁明を述べましたが、それが真実ではないことを私たち医師は全員が分かっていました。稀な光景でしたが、どうにもなりませんでした。声を上げた勇敢な医師が要注意人物となっただけで終わりました。評判が全てである業界で、他の医師を批判する医師は立場を脅かされた診療チームから攻撃の的になりかねないのです。ある日突然、内部告発者である医師が気付くと、これまで以上に多くの緊急呼び出しを受けたり、使える機材・人材が少なくなっていたり、単に悪口を言われたり信用されなくなっていたりするのです。報復です。正直で遠慮なくものをいう性格がトラブルの元となり、結果として町から出ていかざるを得なくなった医師を私は研修期間中に何人も目にしました。

私はと言えば、もしホダッド先生に対して警報を鳴らしたらどうなるか、結果は分かっていました。病院の会長室で指導を受けることになったでしょう。これは仕事がしたいなら危険を冒すなという警告である悪夢のシナリオです。いろいろな意味で、直接的にも間接的にも、沈黙の掟は医師であることの一部であると教えられました。本当に、病院の混沌から抜け出し、立ち止まって考えるとメディカル・スクールに入る前の理想から遠く離れたところに来てしまったと実感するのでした。

医学生として声を上げなければならないと感じる義務感と、決して同僚の悪口を言わないという掟の間で葛藤に悩みました。ましてホダッド先生のように私を評価する上司であればなおさらのことでした。危険だったり、時代遅れだったり、過度な野心を持った狂信家だったりする医師について、率直にものをいう手段さえあれば良かったのですが。地獄のような当直が明けた翌日、深いまどろみの中で病院の正面玄関に横断幕を掲げる夢を見ました。「入るな！ここにはとても危険な医師がいます。」士官学校の最下級生のような者として大っぴらに体制を批判する勇気を奮い立たせるまでにはいきませんでしたが、個人的に友人たちに対しては医療を受けるにはどこに行ったら良いか、病院ごとに私の個人的な採点表を作って教えるようになりました。

どの医師が良いか知りたいと思ったら、病院の従業員に聞くことです。アイビーリーグの学位や一流病院での肩書、見かけの良さなどよりも、人々のうわさの方が頼りになるのです。病院の従業員ならば誰のところに行くべきか、誰は避けるべきかを知っています。

採用前の一呼吸

著名な大学病院の外科部長になる前、シー博士は素晴らしい救急外科部門をゼロから作り上げたことで称賛を得ていました。ある時、診療業務に追加で1人の外科医を採用しようとしていました。採用の手続きを始めるために、シー博士は管理部門の人間と会って話しました。何人かの候補者と面接したところ、1人の候補者が抜きん出ていました。とても礼儀正しく、身なりも良く、淀みなく話し、立派な資格証もある女性で、グループの外科医全員が感銘を受けました。シー博士がこの候補者について同僚と集まって検討したところ、全員が互いを笑顔で見合って、他のメンバーが何を考えているかは分かりました。全員がこの医師を気に入ったのです。

「決まりだ」とシー博士が言いました。ことは簡単でした。合意形成できたのです。

シー博士は管理部門の人間に、この外科医を正式に採用して救急外科部門のポケットベルを持たせるためには次に何をすれば良いのか尋ねました。人事部門の決まりでは、正式な採用通知書を出す前にリファレンスチェックをかけて採用書類に推薦状が入っている必要がありました。全員が一致して気に入った人間を採用するのに厄介な管理上の手間がかかる、と全員があきれた表情をしてぶつぶつ不平を言うのでした。

シー博士は候補者の学科主任とは知り合いで、候補者のレジデント研修医時代からサブスペシャリティ・トレーニングまでを通して、この学科主任が候補者のトレーニングに当たっていたのでした。完璧です。管理部門の要求はEメールでサクッと片付けて、すぐにでも採用できるでしょう。

シー博士は、この候補者の上司に丁寧な電子メールを送りました。

親愛なる学科主任殿

私たちの病院の外科医のポジションにつき、貴殿の研修生である［スミス］博士を面接することができ光栄です。この非常に学識の高い候補者を知る機会を得たことは大変喜ばしい事です。つきましては、彼女の技術的能力、外科技術、臨床的判断、および職場の同僚としての協調性などに関してご意見をいただければ幸いです。ご連絡をお待ちしておりますとともに、貴殿の研修生を採用することを楽しみにしています。

よろしくお願いいたします。

ドクター シー

採用候補の上司からはすぐに、たった一言、Eメールで返信がありました。「逃げろ」。

シー博士と同僚たちはショックを受けましたが、警告を受けて救われたのです。さらに知ろうとして、この一見申し分なく思われた候補者と肩を並べて働いている他の医師にも聞いてみたところ、全員が一致して重大な警告を発するのでした。

シー博士は自信を失いました。自分がまるで人を見る目がない人事部採用担当の新人のように感じました。彼の同僚も全員がだまされたのですから、危機一髪の危ないところでした。丸1日かけて面接しても、候補者と一緒に働いている職場の人間なら誰でも知っていることを見抜けなかったのです。物腰や人格は素晴らしいのですが、彼女はホダッド先生の卵だったのです。優秀な大学で教育を受けた外科医が何度も面接しても見抜けないことを、どうして患者が見抜くことができるでしょうか。これを見抜くたった1つの方法は、その人と実際に一緒に働いたことのある病院従業員に聞くことです。

品質指標としてのチームワーク

国内最高の病院で何度か働いたことがある経験から、私は誓って言います。どの病院にもホダッド先生と肉食恐竜とがいて、その他は皆その中間です。国家元首、有名人、会社CEOなど並外れたエリートが自分の健康を危険にさらしているとはつゆ知らず、無能なホダッド博士に手術をして欲しいと依頼してくるのを私はこれまでに何度も目にしています。そうかと思うと、ホームレス患者が、そんなこととは全く知らずに芸術ともいうべき最先端・最高品質の手術を肉食恐竜によって受けたりするのです。たまには無能な医師がたまたま自分の限界に気が付いて必要な支援を求めたりすると、奇妙なペアがそれぞれの才能を一体化することもあります。チームワークがしっかりしていれば、その病院の成績は良くなるのです。逆に悪ければ、成績も悪くなるのです。

第2章
危険地帯

2つのポリープの物語

カリキュラムの一環として様々な病院の部門をローテーションで回る外科のレジデント研修医として、大腸内視鏡検査のやり方は2人の医師から学びました。1人は消化器専門医として尊敬されているコットマン博士でした。チームプレーヤーとして知られ、とても気さくで親切な人でした。私たちは彼に「お尻の提督」というニックネームを付けましたが、本人はそのあだ名を耳にするたびに笑っていました。

ある日、患者に大腸内視鏡検査を一緒にしていたところ、コットマン博士と私とは良性と思われるゴルフボールほどのポリープを見つけました。コットマン博士は内視鏡下で大きなポリープを取り除くのがあまり得意ではありませんでしたが、安全に出来る別の医師に助けを求めることも恥と思いませんでした。患者がまだ眠っている間に隣室にいた若い同僚が来て、スネアと呼ばれるワイヤー（この医師は冗談でナインアイアンと呼んでいました）でポリープに輪をかけてすばやく切除しました。さくっと素早く切除したのです。最高です。大腸内視鏡検査から目が覚めて、大きなポリープが切除されたことを聞いた患者は大喜びでした。

数日後、同様の大腸視鏡検査で私は別の医師、評判の下部消化管外科医であるフレデリック博士をアシストしていました。コットマン博士の時と全く同じで、今回もゴルフボールほどの大きさのポリープを見つけました。あまりにも似ているので、まるで同じ患者を診ているかのようでした。ワイヤースネアの技術を使ってさくっと切除するのかと聞いたところ、博士は、「私はこういう場合は手術室で開腹して取り除くことにしている」との返事で、あらためて手術日を決めて開腹手術で結腸を半分切除するとのことでした。

え?!と心の中で思いました。すぐ隣の部屋にいるエキスパートにやらせればいいじゃないか。つい先日みごとな処置を目にした記憶が残っていたので、手術で切除するとはやり過ぎのように私には思えました。私はフレデリック博士にスネアワイヤーで同様のポリープを取り除くのを見たことを話し、その医師を呼ぶように提案したのですが、博士は「手術で切除する」と言うのでした。

大腸内視鏡検査から目覚めた患者は大きなポリープが発見されたこと、数週間内のどこかで日を決めて大きな手術が必要になることなどを聞かされました。患者は怯えていました。数週間後、この患者は大手術を受け、切除された塊は良性だったと告げられました。

消化器専門医と外科医とで、おそらく過去に彼らが受けた教育の違いによるのでしょうが、同じ問題に全く異なる手法でアプローチするのに驚きました。医者の間ではよく「スタイルが違う」と言います。ただ1つ共通していることは、医師を善意で信頼するそれぞれの患者（ただし情報は何も与えられない状況で）以外に医師は誰にも報告をしないということです。大腸内視鏡検査チームの全員（看護師、麻酔科医、技術者、私、さらにはスケジュール管理者までも）が、この外科医が不釣り合いに多くの患者を手術することを知っていました。その一方で他の医師はチームの一員として働き、ポリープは最適な医師にワイヤースネアで切除させていました。

この外科医はほぼ全ての従業員にチームプレーヤーでないことが知られていました。そして実際に多くの患者に対して適切な処置をしていないことも知られていましたが、そうした声を本人は気にしていませんでした。また、自分の限界を知って看護師の意見にも耳を傾けるコットマン博士を病院スタッフ全員が尊敬していることも、どうでも良いことでした。だから病院スタッフが大腸内視鏡検査を受ける時にはコットマン博士にお願いするのでした。

私にとっては医師を目指した大学生の時に想像していたのと違って、医療が標準化された科学ではないことが明確になった瞬間でした。この職業は私が考えていたよりもはるかに全知全能からは遠いものでした。むしろ、ほとんど訳のわからないものでした。患者が得るものは、医師が謙虚になって患者に最善の利益となるような行動が出来るかどうかで決まるのです。今でもセカンド・オピニオンを求めて来る患者を診ると、同じ問題に対して受けている治療が根本的に異なることに毎回ショックを受けます（今でも前に書いた消化器専門医と外科医は2人とも患者から幅広い人気を得て繁盛しています）。

どうやって評価する？

ポリープや他の多くの病状を医師がどのように扱うかを観察した経験から、チームワークはそこで提供されている医療の質が良いことを示す1つの目印になると私は確信しました。その後、医療政策の研究者として私はこのことを評価してみたくなり、ブライアン・セクストン博士に連絡をとりました。博士はチームワーク研究の大家で、飛行機乗務員のチームワークとパイロットが犯すミスとの間に強い相関関係があることを示した有名な調査の開発者です。社会心理学の博士号を持つセクストン博士は、調査をコンチネンタル航空の安全性向上に応用した後すぐにジョンズ・ホプキンズに加わりました。温かく知的な40歳代の鋭い観察者で、短いあごひげを撫でながら笑顔で他人の話に耳を傾ける学識豊かな大家です。普通は自分の家族にしか話さないようなことでも、この誠実で気さくな研究者には打ち明けてしまうほどでした。博士は様々な人とその暮らしについて話をするのが大好きで、話をしながら根本原因や人々をそうさせる動機を見つけ出していくのです。

私たちはグループでブレインストーミングを行い、どうすればセクストン博士の手法を利用して医療の品質を評価し、悪い方に大きく外れた対象、即ち「危険地帯」が一杯の病院を見つけ出すことが出来るかを議論しました。私たちは飛行機のコックピットと手術室との際立った類似点に気付きました。どちらも人命がかかった状況にあって、職場の上下関係が明確です。飛行機乗務員も医療従事者も、職場文化と安全に関する正直な反応を調査で引き出すためには秘密を守ることが大変重要でした。

セクストン博士は病院内の部門ごと（または診療科ごと）に、それぞれ固有の医療調査質問票を用意しました。

・チームワークはうまくいっていますか?
・自分が病気になった時、あなたは自分が働いているチームから治療を受けようと思いますか?
・職場の人たちは1つのチームとして協調して働いていますか?
・医師と看護師は患者の利益を最優先にしていますか?
・コミュニケーションはしっかりと取れていますか?
・安全上の懸念がある時、安心してはっきりと意見を言うことができますか?

調査に際してはルールを決めました。結果の統計的正確さを期すために少なくとも70%以上の従業員からアンケートは回収すること、もちろん回答が正直なものであるために匿名でなければいけません。従業員の回答に基づいて病院全体、各部門、チームのそれぞれのチームワークスコアを計算します。上記の質問やその他の重要な質問を用いて病院全体のチームワーク・カルチャースコアや安全文化スコア、さらには病院内それぞれのチームのスコアを計算(0~100のスケールで)するのです。

今ではホプキンズ・セーフティカルチャー・スタディとして知られるようになった研究に私たちは取り組みを開始しました。米国内で名の通った60病院が従業員全員を対象にした調査を実施したのです。驚いたことに、これら60の病院の安全に関するカルチャーには非常にバラツキがあることが分かったのです。[1] その後の研究では、チームワーク・カルチャーも病院内で劇的に異なる場合があることが明らかになりました（同じ病院でも手術部門のチームワーク・カルチャーは完璧なのに、産婦人科部門ではひどい等）。

この調査によって、内部の人の見方を計測することが出来るようになりました。業績悪化企業における「現場の声」の原則を、この調査では用いました。経営幹部に会社のサービス品質を尋ねて答えを得るだけでなく、現場の従業員に聞いて現実の姿を知るのです。

セクストン博士のおかげで病院の質と安全性について第一線で働く医療者、即ち内部の人の視点で評価する、明確で科学的に有効なツールを得ることができました。調査に参加した60の病院に、研究目的で結果を公表して良いか確認したところ、個別の病院名は公表しないという前提で同意を得ました。

次のグラフが判明した事柄です。

縦の棒グラフはそれぞれ1つの病院を示しています。グラフの左端の方にあるのはチームワークが良いと答えた従業員の割合が20％未満の病院です。驚くべきことに3分の1に当たる病院では従業員の大部分がチームワークは悪いと考えていました。逆に右端の方にある病院では、なんと99％もの従業員がチームワークは良いと答えています。参加病院からは調査結果が感染症発症率や治療成績とも相関しているとの声が私たちの耳に入り始めました。最近になって、私たちの研究チームもそうした相関関係があることを発見しています。

自分が住んでいる町や都会の病院で、チームワーク・カルチャーにこうしたバラつきがあることを貴方が知っているとしたら、そして、そうした病院の中にあっても、産科、外科、小児科、その他さまざまな診療科ごとにも同じくバラつきがあることが貴方には分かっているとしたら、知らなくても良いこ

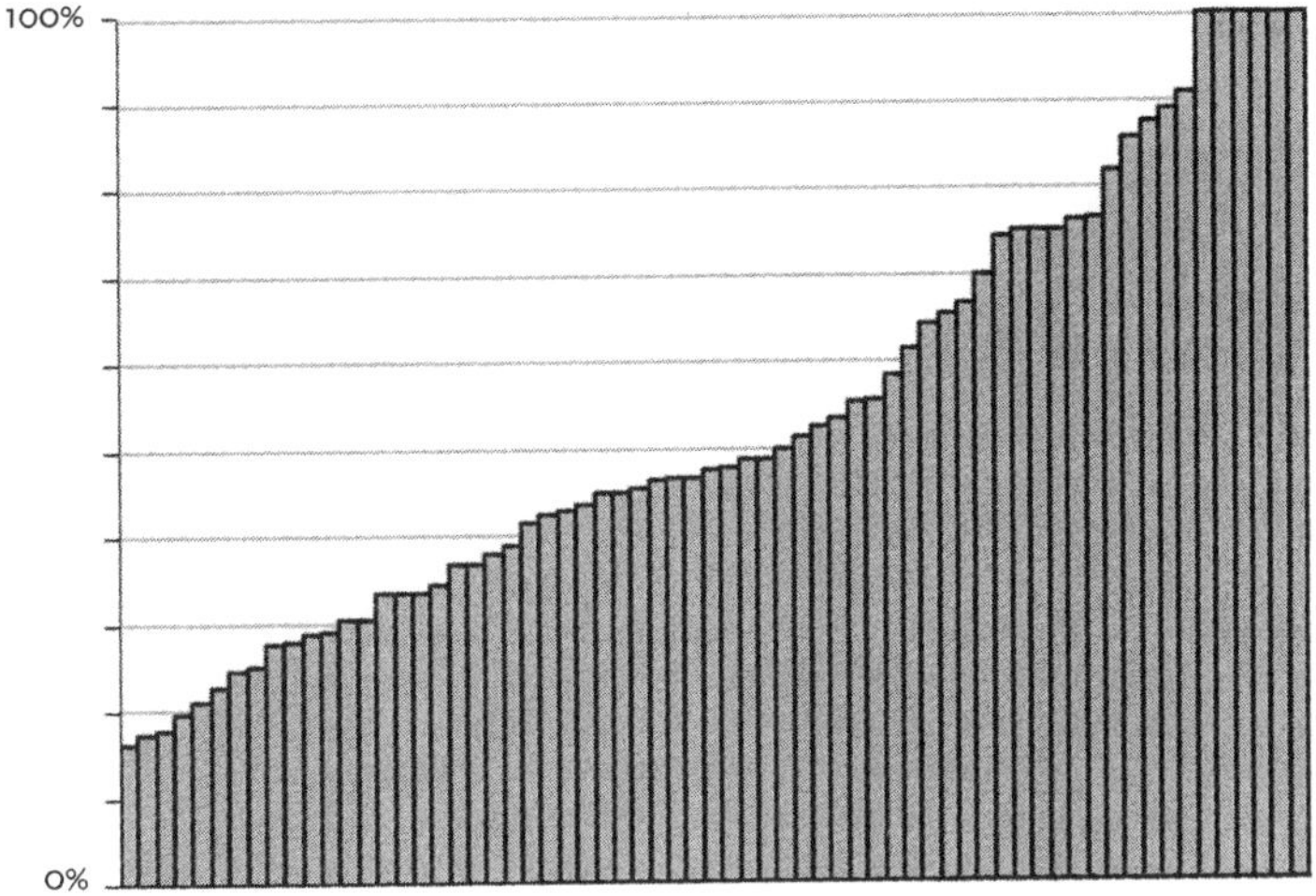

横軸は１つ１つの病院で、縦軸はチームワークが良いと回答した従業員の比率を示しています。

＊調査対象となったそれぞれの病院について、職場のチームワークは良いと回答した病院従業員の比率を示すグラフ

とを知ってしまった危険な消費者！とも言えるかもしれません。そんな中で、例えば、チームワークが良いと言っている従業員の比率が医療従事者を含めてたった18％しかいない病院に行きたいと思いますか？

調査ではまた次の質問も尋ねました。「勤務している病院では、職場のマネージャーや病院経営者は貴方が感じた患者の安全性に関する懸念に十分対応していると思いますか？」回答で次のような状況が明らかになりました。病院従業員のたった19％が「はい」と答えている病院がある一方で、別のいくつかの病院では99％もの従業員が「はい」と答えています。それ以外の病院はその間に均等に分布しています。真面目な話、私や私の家族、私の友人たちが受診しているのは皆90％以上の従業員が「Ｙｅｓ」と答えた病院です。

私が好きな質問項目は安全に関係する単純

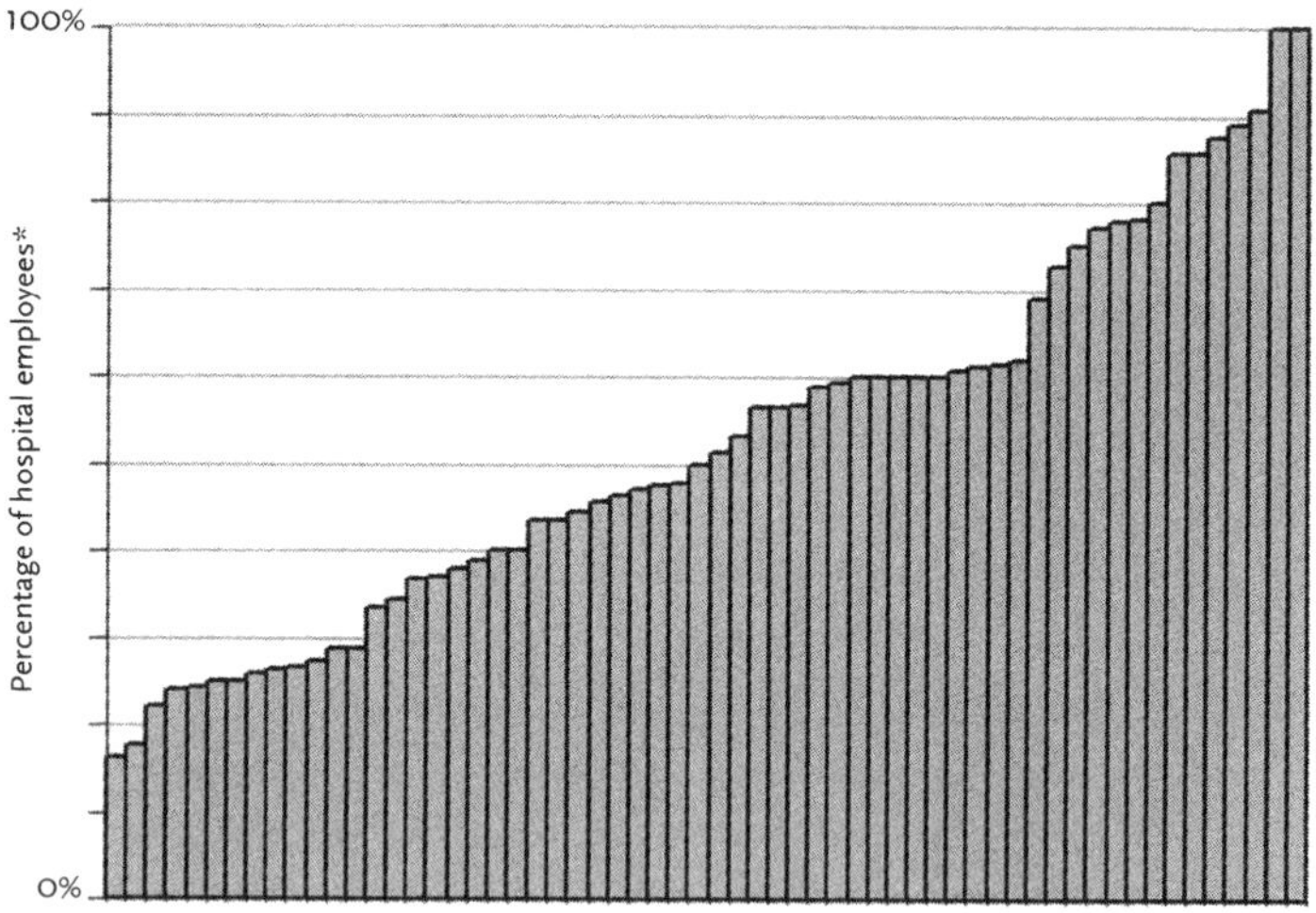

横軸は個々の病院を示し、縦軸は病院従業員に占める比率を示している。
＊病院ごとに、自分が治療を受けるに際して自分が働いているチームによって治療を受けたいと思う従業員の比率を示している。

な質問ですが、全てを言い表していると思われる次の質問です。「あなたは自分が働いているチームに自分の治療を安心して任せられますか？」私たちが調査した病院の半数以上で、医療従事者の半分が「Ｎｏ」と答えています。その一方でいくつかの病院では99％もの従業員が「Ｙｅｓ」と答えています。

「はい、自分が病気になった時には絶対にこの病院に来ます」と答える従業員比率という単純な数字は、US News & World Reportのランキングや、死亡率、その他の指標よりも真実を力強く示していると私は確信しています。結局、第一線で働く病院スタッフの99％が絶対に自分の病院で治療を受けるというのであれば、それだけで私には十分です。

コンチネンタル航空では、コックピットクルーによる安全な運航に信頼が置けないと答えた乗務員チームは教育研修を受けることとなり、パイロットは安全上の懸念を感じたら声をあげるようにと教育されました。経営者はこうした懸念に耳を傾けて対処しました。すると、すぐに会社の安全スコアが劇的に向上したのです。パイロットたちもこれまで以上に大切にされているという実感を持つようになり、そのこと自体も安全性の向上に役立ったと思われます。

もし搭乗した飛行機の乗務員がその飛行機を安全と思っていないと知ったら、私はその飛行機には乗らないでしょう。医療には飛行機以上とは言えなくても飛行機同様に生命がかかっているのです。航空業界と異なり、医師による避けられるはずの医療ミスによって毎年何十万人もの人命が失われているのです。[2]

新たなニーズ

安全文化に関する調査結果を見たいという国民からの要望は日増しに高まっています。どこで治療を受けるのが良いかを知りたくない人などいないでしょう。良いデータはあるのに一般の人が見ることができないということは、医師や看護師も含めて多くのアメリカ人から見ればとんでもないことです。歴史上初めて、アメリカ人は医療の質を把握する分かり易い方法を強く求めているのです。医療の質が良いのかどうか分からないままに医師から医師へ、そして検査から治療へと回されることに人々は怒りを感じています。若い世代の医師の間でも、真実を伝えたいと考える人が増えています。

連邦政府でさえ、この調査に強い関心を持っています。連邦政府はあらゆる医療センターで毎年これを利用するよう奨励しています。連邦政府は安全に関する調査結果の公表を病院に義務付けてはいませんが、保健福祉省のウェブサイト www.ahrq.gov/qual/patientsafetyculture で一般公開用に加工されたものを閲覧することが出来ます。

医療センターの質と安全性を評価する科学的に確かな手法として、この調査は一層の注目を浴びるものとなっています。私が勤務する病院も含めて全国の病院が利用契約を結び、従業員の目から見て自院の医療の質が全国的にどの水準にあるのか確認しています。今や数百に及ぶ米国の病院と、数多くの外国の病院とが毎年この調査を厳格に実施しています。非常に効果的で、感染症発症率や、その他にも治療成績を予測できるものとなっています[3]。

こうした発見に基づいて、私は世界最大の外科医の集まりである米国外科学会に対して、リスク管理会社であるパスカル・マトリックス社と共にジョンズ・ホプキンズ大学の私のチームと協働して安全性に関するカルチャー調査での点数と外科的合併症との関連を全国規模で厳密に調査することを求めました。その結果、私たちが発見した相関関係は注目を引くものでした。従業員調査で高得点を獲得した病院では外科的合併症の発生率は低く、その他の重要な治療成績も良いことが私たちの調査で分かったのです。

病気で治療が必要となった時に自分が働いている病院で診てもらうかを従業員に尋ねる質問は、特に調査で看護師の参加率が高い場合、とても明快に示すものとなります。結局のところ、看護師が患者や医師と最も多くの時間を過ごしているのです。脚を引きずるように歩いていた人が合併症もなしに人工股関節置換術がうまくいき、歩けるようになるよう支援することが個人的にも大きな誇りなのです。しかし同時に、ハイリスク患者が何をされているのか理解することなく危険な処置を受けるのを見た時に、最も強い怒りと嫌悪を感じるのも看護師なのです。チームワーク調査は看護師がこうした問題に関して公然と意見を表明する手段となっているのです。

従業員への単純な質問調査がいかに病院のリスクを予測するかを示すホプキンズのデータには世界で最も大きい保険業者の1つであるスイス再保険会社が深く感激して、これまでで最もよく考えられた手法であると言っています。

匿名での調査は対面で行われるインタビューでは得られないであろう正直な答えを引き出します。また、記入も簡単です。1枚（表と裏）の回答用紙は記入するのに10分ほどです。どんな業界でもビジネスに詳しい人が揃って言うのは「問題を解決するためには最初にまず評価することが必要であり、こうした調査の結果は驚くほど有益である」ということです。

現在、米国では数百の病院がこの調査を利用していますが、調査結果はトップシークレットとされ、政府および参加する医療センターの病院経営者など内部でのみ使用されることが大前提となっています。病院が夜間や週末の集中治療室（ICU）にICU医師を配置しないとなれば、安全性調査によって「危険地帯」として容易に検出されます。同様に、医師が手術前のチェックリスト使用を拒否した場合にも、調査でスタッフの安全性カルチャーの評価点数が低くなります。しかし、病院に安全性評価の点数を公表するインセンティブはほとんど無いかあるいは全く無いのです。病院間の競争は熾烈で、低い安全評価点数で評判に傷がつくと1日当たり数億円の収入が吹き飛びかねません。データが隠されている結果、病院の安全評価点数が低くても知っているのは病院経営者だけとなり、それを改善するインセンティブはほとんど無いかあるいは全く無くなるのです。商品の危険性に気付いていながら販売を続けるという企業倫理には私も戸惑います。ゴールドマン・サックスと他の投資銀行は、彼らの社内では質の悪い商品だと話し、自分たちはそれと反対のポジションをとっているような投資商品を販売したことで連邦議会に呼ばれ、公の場で叱責されました。全国平均よりもはるかに危険だと自分でも知っているサービスを病院が積極的に販売しているというのは、より一層深刻な問題でしょう。

透明性は淘汰をもたらすでしょう。しかし、最終的には安全カルチャー調査で下位となった病院は問題を迅速に解決しようと努力するでしょう。安全カルチャー調査の結果を公表することに脅威を感じる病院を私も気の毒に思いますが、欺かれた患者にはより多くの同情を感じます。現代の病院は中規模クラスの企業と同様の利益を毎年稼ぎ、マーケティング活動に数百万ドルを費やしています。私はこれまでに善意の患者が標準以下か危険ともいえる医療を提供する病院の手に治療をゆだねるのをたくさん見てきました。インターネットにアクセスすればビル・ゲイツやウォーレン・バフェットがどこに投資しているかが分かるのと同じように、一般の人々が病院のパフォーマンスに関するデータを見ることができるようにすべきです。そうすることで「アラブの春」ならぬ「医療の春」が全国にもたらされるきっかけとなり、人々は地域で最高品質の病院に集まるようになって、治療成績が悪いままの病院は消えていくことでしょう。

医療における競争の多くは広告キャンペーンなどに現れていますが、そうしたお金はより多くの医師や看護師に、また医療の専門家が最高の仕事をするために必要となる機器に使った方が良いお金なのです。大腸内視鏡検査で見つかったポリープを全て手術するような異端者を厚遇するのではなく、より良い病院経営者なら院内の協調促進など品質向上対策に重点を置くでしょう。

この調査は強力なツールですが、これだけではありません。病院の医療品質を評価するためには感染症発症率、症例数、治療結果も調べることができるようにすべきです。

要するにデータが適切に用意されて、隠されることなく誰でも見られるようになれば患者はどの医療機関で医療費を使うべきか、情報に基づいた判断を下すことができるのです。それがさらに進めば、病院に課された説明責任によってアメリカの全ての都市で医療品質に革命が起き、医療環境は劇的に変わるでしょう。

チーフレジデントがバージニア州のアーリントン病院でのローテーションスケジュールの最新版を私に渡してくれた時、彼は病院を「マシン」と呼んでいました。彼が意味したのは、この病院がまるで高性能スポーツカーのように清潔で完璧に運営されているということでした。それは、ここが「解体工場」（危険地帯が一杯の病院を指す医師の隠語）ではないということです。

ワシントンDCの外科レジデントのローテーションでは、数か月単位で7つの地域病院を回ることもありました。こうしたローテーションを経験すると、股関節の骨折からマンモグラフィ検査まで、友達や家族をどこに連れていくのが良いか確実に分かります。手術室で働いていたら、どのような病院経営者よりも病院の安全習慣や間違った部位への手術がどの程度の頻度であるかよく知っています。世間の評判や病院の広告宣伝に反して、「マシン」のいくつかはひっそりとした地域の病院だったり、世間で信頼の厚い医療施設の中にも「解体工場」があったりするのです。そこで働いている人（看護師、技術者、さらには事務職員）ならば全員が、どこがどうなのか分かっています。

信念を貫く

ガイ・クリフトン博士はヒューストンを代表する病院の１つメモリアル・ハーマンで最も忙しい脳神経外科医の１人でした。優れた学科主任であり実力者でしたが、現代の医療現場における２つのトレンドに次第に不満を抱くようになりました。①病院経営陣が日常の医療現場からますます遠ざかりつつあること、②過剰検査、過剰診断、過剰治療へ向かう傾向が高まっていること。こうした問題への取り組みとして、彼は頻繁に病院経営陣に働きかけて従業員が抱く安全上の懸念に対応するようしました。例えば、手洗いの実践が注目を集めると、ＩＣＵにスタッフが手を洗うのに十分な洗面台がないことに気付きました。ＩＣＵを改修して洗面台の数を増やす青写真を描きましたが、その計画には病院経営陣が資金をつけてはくれませんでした。病院では毎年何百万ドルもの利益を上げているにもかかわらず、青写真を描いては却下されることを３度も繰り返しました。また別の時には、Ｘ線写真のデジタル化を推し進めることで撮り直す必要のある回数を減らすことが出来ると博士は主張しました。しかし、常識に基づいた彼の考えの多くがそうだったように、この要求も無視されました。病院のＣＦＯはフィルムをデジタル化するビジネス上の根拠はないと彼に言ったのです。[4]

しかし、クリフトン博士が解決に最も熱心だった問題が１つありました。それは、ＩＣＵで博士が気付いた高い合併症発症率です。綿密に調査し、看護師たちとも話し合った結果、原因が習熟過程にある新人看護師によるものであることを博士は突き止めました。当時のICUは看護師の入れ替わりも激しく、それが合併症発症率の高いことと相互に関連していたのです。脳神経外科での看護には専門の看護教育が必要です。常に新入りの看護師に脳神経外科の細部にわたって最初から教え込まなければならないことが問題の大半でした。同じことを一からやり直したり、過ちから学んだりがあまりにも頻繁に起きていたのです。スタッフはこの問題を知っていて、それをクリフトン博士に提起さえしていました。安全文化は希薄で、看護領域の組織は日ごとに増大する危険要因となっていました。チームワークの問題から入院患者が必要以上に長くICUに入っていることにクリフトン博士は注目しました。感染症の発生率は高く、博士のフラストレーションも溜まっていました。

そこで、クリフトン博士はICU部門の再編プランを考え、ケアの継続性を確保するためにフルタイムで働く2人の看護教育担当者を雇うことにしました。スタッフとの面談を通じて、この計画によって合併症を減らすと同時にコストも下げられると確信したので、部門経営者に対して必ずうまくいく、もしうまくいかなかったら自分が個人的に弁償するとまで申し出ました。要するに現場の知恵によって、実際に博士だけが見つけ出すことができた現場の解決策が導かれたのです。博士の要求は病院経営陣の判断にゆだねられました。

「認められない」というのが経営陣からの答えでした。

計画は認められず、実行に移されませんでした。博士や治療の最前線にいる同僚たちによって生み出された計画に反対された博士は失望し、辞任しました。

「ビジネス上の根拠」という議論は当時も理解はできましたが、博士の基本的価値観とは正反対のものでした。博士は色々な情報を総合して考えてみました。そして医療ビジネスの実態に気が付いたのです。合併症を減らそうという博士の計画にビジネス上の根拠がない理由は、質の悪い医療が病院に利益をもたらすからなのです。合併症を起こすごとに、Ｘ線写真を撮るごとに、ＩＣＵに１日でも長くいるごとに、それぞれ病院の収入は増えるのだと博士は気が付きました。皮肉なことに博士が退任する頃に発表された有名な国内の調査によれば、外科的合併症を生ずるごとに病院には推定１０、０００ドルの追加的収入が見込まれるのです。

より洗練された医療を提供しようというクリフトン博士の計画は医師や看護師が提案する常識に基づいた他の改革案と同様の経過を辿り、誰からも素晴らしいアイデアだとの評価を得た一方で、病院経営陣からは反対されました。現場から出された優れた計画は初期費用が障害となって往々にして経営者によって実行されずに終わるのです。

退任してもクリフトン博士は諦めませんでした。これまでと異なり、より広く世間に自分の主張を訴えることにしたのです。アメリカ国民がより良い医療を受けられることに情熱を注ぎ、家族を連れてヒューストンからワシントンＤＣに転居してロバート・ウッド・ジョンソン財団の健康政策に関する特別研究員となり、米国連邦議会で働いて無党派としてヘルスケア領域の改革に人生を捧げました。彼のメッセージはシンプルで、粗悪な医療に対して経済的に報いることは米国医療における風土病のようなものであるというものでした。「Flatlined：Resuscitating American Medicine」（心停止状態：米国医療を蘇生させる）という本を書き、この国の医療機関が抱えるよこしまな動機について描きました。私はこの本を今も学生たちに勧めています。1人の医師が大胆な一歩を踏み出そうとした時に何ができるかを示す例証として、クリフトン博士は医療に関する全国的な議論に影響を与え続けています。現在、彼はワシントンDCに住み、軍と民間の両方の組織と共に働きながら良質な医師同士のネットワークを構築しようとしています。現在、良質な医療者のネットワークがより良い治療成績を生むと同時にコストを低下させることを実証する画期的な仕事をしています。

信念を貫いてメモリアル・ハーマンから退任した博士は、そこに大きな影響を残しました。博士がいなくなったことで病院は何百万ドルもの収入を失いました。そして、博士の主張は同僚の脳神経外科医ドン・キムに受け継がれ、博士が要求した病院の問題を経営陣が解決しない限りは部門長に就任することを拒否したのです。病院経営陣は部門を立て直すための新しいリーダーが何としても必要でしたので、最終的にキム博士の要求を認めました。抜本的な方針転換をして、経営陣は1つひとつの安全上の懸念に耳を傾け、その解決方法を尋ねたのです。そして新しいICUが造られました（従業員が手を洗うための洗面台はたくさんあります）。看護機能は再編され、チームに新しく看護師が採用されました。チームワーク・カルチャーは向上し、看護師たちはそこで再び働きたいと思うようになり、人の入れ替わりも少なくなりました。モラルも著しく改善し、外科的合併症は減少しました。ICUでの平均滞在日数も安全性をキープしながら減少しました。より安全となったことで費用は減少し、患者が負担する医療費も減りました。メモリアル・ハーマンは現在、この分野では多くの人々から米国で5本の指に入る脳神経外科センターの1つと見なされています。

第3章 ニューヨーク州の実験

透明性のある医療

全ての偉大な運動も始まりはほんのちょっとしたことです。ハリエット・ビーチャー・ストウによる「アンクルトムの小屋」がアメリカの奴隷廃止運動に火を点けたように、現代の透明性を求める運動はニューヨーク州での革新的な試みがきっかけとなりました。

透明性に関する試みの中心人物はマーク・チャシン博士。その話し方は言葉遣いがハーバード大学卒業の秀才風な話し方からストリート・トーク風まで自在に変化する洗練された話しぶりで、髭もきれいに剃った医師です。ニューヨーク市のクイーンズ地区で育ったマークは、多忙な外科医であった自分の父親が毎日病院から帰宅すると今度の外科研修生の誰それは素晴らしい、誰それはぞっとするなどと話していたのをよく覚えています。新人研修生の数人について父親がその質の悪さに失望しているのをマークは覚えていますし、その違いを一般の人々が受け入れて気付かないことに驚きもしました。良い医者も悪い医者も同じように世の中に出ていき、誰の監督も受けずに臨床を実践するという事実に彼は長い間当惑を感じていました。後にマークもメディカル・スクールに入り、大学院で医療の品質管理について公衆衛生学で学びました。そのキャリアを通じて質の高い研究と臨床活動とで彼は仲間内で尊敬を集めています。そして短期間でニューヨーク州の衛生局長へと昇りつめました。

衛生局長としてマークとそのチームは、州内の心臓病院のいくつかで治療成績が恒常的に悪い傾向にある事態に対処したいと考えました。心臓バイパス手術は非常に利益があがるため、本来はふさわしくない多くの病院が参入していたのです。この状況を懸念した医師や看護師たちが、最も成績の悪いグループの病院は心臓外科の患者を専任チームがあって治療成績の良い医療センターに紹介するべきだ、と提唱していました。しかし、それまでは患者の治療成績が正式に評価されることはなかったのです。他の州の衛生局と同様にチャシンとそのチームも防ぐことが出来たはずの死亡事案について個別の苦情は受けていましたが、自分たちの限られたリソースを考えると医療界における巨大な利害関係者に挑戦するのは困難だったのです。仮にリソースが豊富にあったとしても、彼ら自身を含めて誰もが成績の悪い病院を手取り足取り政府規制によって管理しようという考えには反対でした。

マークは、心臓治療成績の悪い病院に対して役所にありがちなのろのろとした検査や技術的事項に基づいた生ぬるい罰などは与えたくありませんでした。彼はもっと革新的なことをしようと決断しました。心臓手術における死亡率を公表したのです。

1989年以降、マークとそのチームは州内の全ての心臓病院に冠動脈バイパス術（CABG）として知られる心臓手術による死亡率を開示することを命じました。他の手術では多くの変数が関係し、死亡率統計が治療の品質を評価するのに不適切であるのに対して、予定手術として行われるCABGは高度に標準化された一般的に行われる手術です。したがって、CABGにおける高い死亡率は、間違った判断、質の悪い技術、質の悪い術後管理といったことがらと密接に関連しています。これはミスの許されない難しい手術です。手技、投薬、電気的ペーシングのどれか1つでもミスが発生した場合、心臓が停止し、患者が死亡します。しかし、現代の高度な麻酔技術と外科技術の時代にあっては、CABGで死亡することはまれであるべきことなのです。

マークのニューヨーク州保健委員会は病院ごとに毎年何件の心臓手術を行うか、症例数も難易度とともにまとめて一般に情報公開することもしました。病院間の比較が公平であるよう、死亡率は症例の難易度に応じて数学的に調整したものを示しました。こうして消費者は病院が行ったCABG手術数と、リスク調整後の死亡率を調べることができるようになったのです。その目的は、極端に悪い値を消費者に公開することで自由市場の原理を機能させることでした。そしてそれは実際に機能しました。

ニューヨーク州の病院が心臓外科における死亡率の報告を求められるようになった初年度には、死亡率に幅広いバラツキが見られました。病院単位での死亡率は1%から18%の範囲にバラツキがあったのです。これは心臓外科の質が病院間で著しく異なっているという長年の噂を確認するものとなりました。いくつかの病院は傑出していましたが、他の病院では明らかに勘に頼った際どい手術をしている状態でした。死亡率の高い病院は数百万ドルに上る収入を失う状況に追い込まれました。有益なデータを手にした消費者は、次のように考えるようになりました。「死亡率が100分の1の病院があるというのに、どうして死亡率が6分の1もある病院でCABG手術を受けるのか？」

即座に、死亡率の高いニューヨークの心臓病院は改善に向けて慌ただしく取り組み始めました。病院幹部は改善するためには何が必要か、心臓外科医、看護師、技術者たちと話し合いました。チャシン博士のチームは、改善に取り組む成績の悪い病院には心臓外科の専門家チームを派遣して支援することを提案しました。ある病院では、ある1人の外科医による死亡率が非常に高いのは単に本人が手術に適した人材ではないからだとの報告がありました。彼による手術の死亡率が非常に高かったために、平均としての病院全体の数値を歪めていたのです。彼が属する病院の経営者は単刀直入にその医師に心臓手術をやめるよう命じました。

こうしたデータの公表の結果、どうなったでしょうか。州全体にわたり死亡率が大幅にかつ幅広い改善を示したのです。[1] データの公開が始まって以降、年を追うごとに州の平均死亡率が低下しました。さらに、死亡率が18％の病院のような、極端に悪い病院は規制を受けることとなりました。

ロチェスター大学のストロング記念病院では死亡率が州平均を上回っていました。病院経営陣が問題を深く掘り下げて調べてみると、2人の特定の外科医が死亡率を高めていることが分かりました。この2人の医師はどちらも成人の心臓手術トレーニングを受けたことがなかったためで、2人とも成人の心臓手術はやめるように言われました。すると、その病院の平均値は一夜にして改善したのです。

ウィンスロップ大学病院はニューヨーク州の公開報告制度における極端に悪い例の1つでした。自分たちの病院の死亡率が9％であることが新聞で報道されると、病院経営陣は直ぐに手を打たなければならないことを理解しました。病院はこれまでいなかった常勤の心臓外科医をエール大学から招くと、その外科医は体制を刷新してチーム作りをするための候補者選びから始めました。手術の前には彼が患者の担当医である外科医と一緒に症例をレビューしました。最も重要なことは、コストを負担して病院経営陣がこの新しい外科医長が求める専任の心臓専門看護師、心臓専門の麻酔科医、および心臓専門の医師助手など完全な心臓チームを創設したのです。その結果、死亡率は9％から2％に減少しました。州の保健委員会が規制によって強制したり義務付けたりするのではなく、期待もしなかったような細部にまでわたり、病院は正常化に必要な変革を全て自力でやり遂げたのです。

セントピーターズ病院では心臓の予定手術での死亡率は州平均でしたが、緊急心臓手術ではなんと26％もの死亡率を示していました。内部調査によって、医師が手術前に患者の状態を安定させるのに十分な時間をかけていないことが分かりました。変更が加えられて、翌年までに緊急手術による死亡率はゼロに低下しました。

エリー郡医療センターは州内で最も成績の悪い病院として全体の死亡率が18％と、イラク戦争で負傷した兵士の死亡率よりも高くなっていました。おぞましい数値が公表され、それがインターネット上でも公開されたことで、病院の経営陣は心臓の治療体制を蘇生させるために迅速に動きました。最前線で働く職員の話に耳を傾け、新しいチーフと何人かの専任スタッフを新たに雇い、院内レビュー会議をスタートさせました。すると驚くべきことに、3年間で死亡率は7％へと低下し、それ以来、数年かけて1・7％にまで低下しました。

ニューヨーク州での透明性強化プログラムは心臓病院が競争をするやり方を変えたのです。彼らはもはや高速道路から見える看板や、係員による駐車場サービスなどをめぐって競争することを止めました。突然、彼らは治療成績の良さを競争するようになったのです。根底にある問題の解決に資源を集中し、成績の悪い心臓外科センターはすっかり体勢を立て直しました。病院は医師や看護師がこれまで求めてきた臨床チームを編成すること、チームワークを促進すること等に熱心に取り組み始めました。外科医によって死亡率に違いがあることが分析され、平均をはるかに上回っている医師と下回っている医師とが会議に呼ばれ、その理由について話し合いが行われました。いくつかのケースでは最も治療成績の悪い医師は退職させられました。こうした取り組みがうまく機能したのです。ニューヨーク州の心臓病センターに透明性の確保が導入されたことで、医療の分野にとても斬新で強力なものがもたらされました。それは市民に対する説明責任です。

ニューヨーク州で継続する効果

チャシン博士の計画が発表されると病院からは抗議の声が溢れましたが、それ以降の患者は透明性の確保による恩恵を受けたのです。州全体で心臓手術による死亡事案はニューヨークの情報公開プログラムの最初の4年間で41％減少し、それ以来減少し続けています。[2] 要するに透明性を導入したことで病院は心臓外科の業務をつぶさに監視するようになったのです。成績の悪い医療センターは悪い部分を一掃するか、閉鎖することを余儀なくされました。一部の公衆衛生研究者は閉鎖によって地方における心臓手術へのアクセスが悪くなることを懸念しました。しかし、ふたを開けてみれば成績の悪いセンターの多くは都市部にあって、そこでは他に良い医療センターがどのみちあるのでした。一部の医師はこの制度の抜け穴を悪用する方法を見つけ、だからやっぱり一般大衆が情報にアクセスすべきではないのだと声高に批判する批評家もいました。しかし、プログラムが成熟するにつれて、抜け穴や不正行為は最小限に抑えられていきました。

今日では、心臓外科医や呼吸器外科医からなる国内最大の学会（Society of Thoracic Surgeons（胸部外科学会）、略称ＳＴＳ）が、病院単位での心臓手術についての信頼できる治療成績を収集しています。それらは完璧なまでに正確で、そして雄弁に物語っています。心臓手術を行うほぼ全ての米国の病院が、この独自の記録体制に参加しています。個々の病院ごとに結果が算出されて病院に返送されるので、病院は自院のパフォーマンスを国のベンチマークと比較できるのです。これは、現在では多くの専門領域で行われています。比較が公正であることを確かなものとするために、各々の外科学会が疾病の複雑さやリスクなどに基づいて病院ごとの患者構成を数学的に勘案する手法を開発したことで、「私の患者は他の医師が診ている患者よりも重症なのだ」というよくありがちな議論を抑えこみました。肝心な点は、病院の治療成績を測定するＳＴＳ全国プログラムが医師から広く敬意を払われているということです。しかし、この貴重な情報もニューヨーク州に住んでいるか、または地元の心臓外科センターが自主的に情報公開をしていない限りは一般人にはアクセスすることができません。賞賛すべきなのは、ＳＴＳがウェブサイトで当学会は「一般市民には手術の品質を知る権利があると信じており、専門家には情報を公開する倫理的責任があると考える」という思い切ったスタンスを述べていることです[3]。しかし、自発的に成績をSTSのウェブサイトに掲載することを許可している心臓センターは全体の3分の1だけであり、それらはおそらく最高品質のセンターでしょう。また、STSやその他の医師グループは前向きでも、情報公開は病院にとってまだ義務ではなく自主性に任されているのです。

明らかにニューヨーク州における初期の実験はうまく機能しました。病院の治療成績を思い切って公表してから数年で、ニューヨーク州はCABG手術におけるリスク調整後の死亡率が国内で最も低くなりました。自由な市場が迅速かつ劇的な改善をもたらしたのです。自分の治療にはどの病院が良いか、患者がやっと情報に基づいた判断が出来るようになったことで庶民が勝ったのです。心臓外科手術でのニューヨーク州における透明性プログラムが、医療分野における情報公開における米国初の試みとなりました。

ニューヨーク州での情報公開プログラムが実施される前から、CABG手術の技術や手法は何年も変わっていませんでした。従って、CABG手術をより安全なものにしたのは新しいテクノロジーでも技術でもありませんでした。それはもっと根本的な革新でした。情報公開です。結果に責任を負わされることを余儀なくされ、病院は突然患者を失う可能性に脅かされるようになったのです。それ以前は、たとえ結果がひどいものであっても患者は無知なまま来院していたので、病院は年々利益を上げていましたが、そうした時代は過去のものとなりました。高い死亡率に困った病院は問題を調査し、解決する方法を見つけることを余儀なくされ、病院経営陣は心臓外科医と議論をし始めました。誰もが治療成績の改善に協力し始めたのです。経営陣はこれまでと違って平凡では満足しなくなり、断固たる態度で、かつ、これまでにない寛大さで、医師や看護師が要望する資源や手段を提供し、彼らがより良い仕事をできるようにしました。

マーク・チャシン博士がニューヨーク州で始めた社会実験によって、単に説明責任を明確にするだけで医療分野はいかに変革することができるかが示されたのです。カリフォルニア州やその他のいくつかの州でも、現在ニューヨーク州に続いて情報を消費者から見て使いやすいものにしようとしています。[4]多くの医師から見て、チャシン博士は現在この分野で名の知れたパイオニアとなっています。その功績によって彼は最近、米国の病院認定機関である医療施設認定合同機構（Joint Commission）という非常に権威があると同時に強力な組織のCEOに任命されました。しかし、優れた指標があることを知っている一般の人々はまだ限られているため、透明性確保の運動は全国的にみるとまだまだ困難な戦いを強いられています。

内部調査

病院のCEOが自分のオフィスを出て病院内でパフォーマンスの悪い「危険ゾーン」を回り、より良い医療を提供するためには何が必要かを現場の人々に聞いて回るようにさせるものは何でしょうか。情報公開はその1つです。

病院が大規模な改革に急いで取り掛かるところを見たいと思ったら、ジャーナリストによって医療の質が劣っていることが暴き出される時に注目してください。医者としての私の経験から、病院の対外的イメージを回復する必要があると思った時ほど病院経営陣が素早く動くのを見たことはありません。そうしたことは稀にしかありませんが、生まれたばかりの赤ちゃんが新生児室から誘拐されたり、患者の体内に器具が残っていることを示すX線写真がCNNで放送されたりする時です。要するに、まずいことや悲劇的なことが世間に知られると病院は素早く動くのです。ニューヨーク州で透明性確保のための試行が始まると、病院のCEOが集中治療室に行って心臓専門の看護師に術後死亡率はどうしてそんなに高いのかと聞いて回り始めたのでした。

こう言うと驚く人が多いのですが、医師や看護師は経営陣から調べられることを望んでいるのです。なぜならば、そうした時にはコミュニケーションが双方向となり、分断されている医療従事者と経営陣との溝が一瞬埋まって、問題解決のために協働することになるからです。医療スタッフから見ると、やっと自分たちの話に耳を傾けて聞いてもらえることを意味するからです。病棟で必要とするもの、起きてしまった悲劇をもう絶対に二度と起きないようにすること、彼らが心配するシステム上の問題などです。従業員を解雇する権限を持つ上司が問題解決に取り組めば、物事は解決されるのです。1人の医師として、経営者が私のところに来て「あなたの部門をより一層安全な部門にするために、何か私にできることはありますか?」と尋ねられるのは大好きです。緊急時に備えて手術室のドアのロックを解除しておくとか、病院で人員が不足している「危険地帯」の看護師を追加で補充するとか、往々にして解決策は簡単なことなのです。必要なのは、昔からハンズ・オンで関与することなのです。

先に述べたジョンズ・ホプキンズの安全に関するカルチャー調査には、病院経営部門と医療部門との関係に関する質問項目があります。例えば、「安全に関するあなたの懸念にマネジメント側は適切に対応してくれていますか?」この質問に対する答えが病院の合併症発症率と相関していることが我々の調査で分かりました。透明性は単に第一線で働く従業員の話に耳を傾けるなど、常識に基づいた行動で達成されることが多いものなのです。

経営陣の認識

医療分野で優れた職場文化を最も擁護した指導者はビル・ブロディ博士です。ジョンズ・ホプキンズ大学の学長としての在職期間中ずっと、ブロディ博士は患者の安全に関する懸念に対処した病院従業員を厚遇しました。

私が働いている病院では心臓外科ICU部門が深刻な問題を抱えていました。安全文化調査ではホプキンズの心臓ICU部門は従業員調査で測定された安全文化の点数が低かったのです。看護職の離職率は高く、患者のケアに関する苦情が多いのでした。感染症発症率は非常に高く、研修生はそこで働くことを嫌っていました。ホプキンズでの5年間のトレーニングプログラム期間中で最悪のローテーションだったと言う人もいました。ホプキンズで働く誰もがそのことを知っていたようですし、ホプキンズで働いていない人でさえ、私たちの心臓ICU部門には問題があることを知っていました。スタッフの離職率は高く、そこに行くと誰もが燃え尽き症候群になるという状態でした。世界でも有数の心臓外科手術部門として国際的な名声はありましたが、病院の経営陣は安全文化調査の点数が低い現実と、そこで起きている医療過誤の風説が拡がりつつあることに頭を悩ませていました。

こうした事態に苛立って、ビル・ブロディが対策に取り組みました。ブロディ博士は心臓外科には特別な思い入れがありました。学長として任命されるよりずっと前ですが、彼は心臓外科医としてトレーニングを受けていたのです。博士は、その昔、ホプキンズが傑出した病院であった時代の心臓外科での完璧な治療水準と強力なチームワークについてしばしば郷愁を込めて語っていました。患者の治療成績は彼の指導者であった医師による指導の下、本当に素晴らしいものでした。しかし彼がホプキンズの学長として心臓ＩＣＵに戻ってみると、そこで提供されている医療がいかに危ないものであるかに驚愕しました。彼によれば「全くひどい状況で、誰も責任感を持ってしていませんでした。本当に、誰も患者に責任を感じていなかったのです」心臓外科で訓練を受けた日々を思い起こし、「どうしてここまで酷くなってしまったのだろうか？」と尋ねるのでした。

問題を解決しようと決意した彼は巨大組織の学長という要職に就いていたにもかかわらず、学長室を出て現場に出向きました。毎週心臓外科部門を巡回することから彼は始めました。スタッフと会い、安全上の懸念、医療過誤の発生、感染率が高いこと等について彼らと話し合いました。そんなある日、彼は手術室の照明の1つが汚れているのに気が付きました。

「私には修繕係を呼んで交換してもらうことができないのです」と看護師は彼に言い、「何とかするようにと学長から修繕係に言ってもらえないでしょうか？」とさらに言い加えたのです。

この件でブロディ博士は、この部門のスタッフが安全上の懸念を抱いたときにはいつでも立ち止まって手術開始をストップさせる権限があると思えるようにする必要があると分かったのです。トヨタの工場労働者が安全上の問題を感じた場合は、いつでも組み立てラインを止める権限を与えられているのと同じです。病院で働く人たちが汚れを知りつつ患者を手術室に入れていたことにショックを受け、これは命にかかわる可能性のある感染症に確実に繋がるものであることから、そのまま進めることが危険だと思ったらいつでも手術をキャンセルするようにとブロディ博士は指示したのです。ライトについては看護師が彼に伝えた後すぐに人が来て汚れた電球を交換し、すっかり奇麗にしてから業務を進めました。

誰もが安心して声を上げられる環境ではなかったことが問題だった、ということに博士は気が付いたのです。設備が時代遅れで、手術室は狭く、トレーニーが多すぎると看護師は不満をこぼしていました。しかし、スタッフはこうした問題について自分たちには口を出す権利がないと感じていたのです。ブロディ博士が彼らと一緒に現場で何日も過ごすまでは、彼らは皆、経営陣は自分たちの懸念に鈍感であると感じていました。ブロディが最高責任者として病棟にやって来て、彼らを支援したいという希望を直接伝えると、彼らは自分たちの懸念を自分たちで直接解決するか、または経営陣に不満を伝えることで対処する、そういう権限が与えられたと感じるようになったのです。

ブロディ博士は人々の話を聞くだけでなく、自分自身でも取り組みました。それはチームを立ち直らせる画期的なステップとなりました。ブロディ博士は週に1日は現場に出向き続けて、正しい機器が注文されていること、従業員がより安全に仕事をすることができるようになっていること、研修生は業務量に応じてサポートされていることを実感していることなどを確認しました。ブロディ博士は安全文化調査の点数が改善され、感染率が低下するまでやり続けました。豪華なオフィスを出て最前線で働く従業員と一緒になって働くことをいとわないブロディ博士によって、ホプキンズは心臓手術を受ける際の病院として再び高品質の病院となりました。

チームの改善にひとまず満足する結果が得られたところで、ブロディ博士は私の研究パートナーで安全擁護者のピーター・プロノヴォスト博士をチームのディレクターに任命しました。今日では治療は更に良いものとなり、患者にとってはより安全となり、医師と看護師は仕事をするのに必要なものは得られるようになりました。これらは全て、内部監査が成功したこと、シャツの袖をまくり上げて従業員と一緒に働き従業員の懸念に対応する模範的なリーダーがいたためです。

メキシコ湾岸での石油流出事故の際の石油回収作業と同様、病院内監査は他人のためではありません。通常は対外的なイメージに傷が付くことへの恐れからなされるのです。メディケアが院内感染率を公表するという噂が流れたとき、アメリカの病院経営者は飛びあがりました。感染の一番の原因は単に医療従事者が手洗いを怠ったことによるものだからなのです。手洗いに注意していれば予防は簡単なのです。21世紀の科学ではなく19世紀の科学ですが、それで大丈夫なのです。

いくつか手術の種類を選んで感染率が公表されるという噂が事実だと確認されると、経営者が急に現場部門に出向いて、看護師や医師全員に手を洗わせて感染率を下げるにはどうしたら良いかと聞き始めたことに私はいやが上にも気付かされました。1週間もしないうちにアルコールや消毒スプレーの容器が病院の隅々に現れました。なんと425か所です。手が清潔であることの利点を強調するポスターがいたるところに貼られ、全てのコンピュータのスクリーンセーバーには「忘れずに手を洗おう」という標語が出るようにプログラムされました。

私が目の当たりにした院内監査は機能したのです。私の病院や他の多くの病院で、感染率は半減しました。しかし、感染症は一般的に予防可能な数十とある治療結果の悪い状態の1つに過ぎません。本来はその全てが公表されるべきです。透明性が広く行き渡れば、新たな問題が生じたらいつでもすぐに病院経営陣が素早く実施要項を定めて院内監査を実施するでしょう。よく言われるように、日光が最高の消毒剤なのです。しかし現在のほとんど不可解な体制の下では病院が抱える問題が表に出ることはなく、考慮されることもなく、手に負えなくなるまで累積していくのです。そして大きく取り上げられるスキャンダルだけが改善をもたらす望みとなっているのです。

ウォルター・リード

ウォルター・リード陸軍医療センターは、我が国の軍人のために造られた代表的な病院として名が知られていました。戦時の米国大統領は皆、ウォルター・リード病院の視察を大々的に報道して行っています。この病院では病気や怪我をした軍人を治療してきました。入院患者のほとんどは20代から30代で人生の最盛期にあって、心や体に受けた怪我で人生をも変えるような傷を負った男性あるいは女性たちです。多くのアメリカ人がウォルター・リードは一流の病院で、戦争の英雄たちに最高品質の治療を提供していると信じていました。しかし、ウォルター・リード病院の18号館で働く看護師たちが話す内容は違っていました。

2000年代初頭にこの病院に近い病院の外科研修医だった私は、ウォルター・リードの外来部門のスタッフ達が自分たちの病院の安全文化をひどいものだと思っていることを知っていました。看護師のジェシカは兵士が粗略に扱われていることの懸念を私に話してくれました。失明した上に手や脚も切断され、精神的にも重度の精神障害にある兵士が、不可欠な医薬品を入手するため複雑な指示のもとに複数の窓口を自分で見つけなければならないという話に、私は極めて不快な思いを持ちました。ウォルター・リードから来た看護師、技術者、その他の医療専門家と出会うごとに、退役軍人が医療センターの中で暮らしている部屋とか、更に多くの話を聞きました。医療提供の放置、標準以下の治療水準、ケアの隙間に落ちた患者など、まるでホラー物語でした。特に18号館は医療センターで最悪の「危険地帯」として知られていました。そこで起きていた話は胸が締め付けられるように痛ましく、どのスタッフも私には信じられないような話をしてくれました。ジョンズ・ホプキンズで私の同僚であるマイケル・マローン博士はウォルター・リードで働いていたことがあり、18号館での恐ろしい患者ケアについて懸念を表明したが何も改善されることはなかったと話してくれました。

サロン誌に掲載された２００５年の記事から、ウォルター・リードが深刻な問題を抱えていることが見て取れます。記事の中でジュリアン・グッドラム中尉がインタビューに応じ、ウォルター・リードが余りにもひどい状態にあったために他所で治療を受けざるを得なかったことで軍法会議にかけられたことを語っています。[6]その後、２００７年にワシントン・ポストがウォルター・リードの問題を一連の痛烈な調査報道で詳細に明らかにすると全国から注目を集めました。医療関係者ではない私の友人は「信じられない」と言っていましたが、私たち医療に関係する人の多くはもう何年も前から分かっていたことだと私は思いました。

「兵士たちが陸軍の最高の医療施設で放置され、フラストレーションに直面している」というのがワシントン・ポスト紙で最初に記事となった時のタイトルでした。カビ、虫、すさんだ状態などが、この重要な記事で明らかとなりました。無視され、あるいは忘れられた患者の話。マスコミで何日もの間、トップ記事として報道されました。それは国として恥ずかしいものでした。ジョージ・W・ブッシュ大統領がこの件について国民に向けた演説を行い、陸軍長官は解雇され、次は国防長官だと噂になりました。このスキャンダルは国全体を震撼させたのです。国民はウォルター・リードの看護師やその他のスタッフなら以前から知っていたこと、ウォルター・リード病院18号館がとても危険な場所であったことをやっと知ることとなったのです。

体制の変化を創り出す

もし仮にウォルター・リードの従業員が安全文化に関する調査を受けていたとしたら（皮肉なことですが政府のウェブサイトでできることです）、そして、その結果が公表されていたとしたら、調査報道によって暴かれるよりも前に誰もがもっと何年も前に問題を知るところとなっていたでしょう。物事がこれほど悪くなるより前に、ウォルター・リードは説明責任を問われていたでしょう。どれほど多くの人々がひどい扱いを受けずに済んだか計り知れません。不幸中の幸いですが、ことが暴露されると、ウォルター・リード病院では国民の怒りによってそうした行為は一掃されました。しかし、質の悪い病院のほとんどではウォルター・リードのように新聞紙面で明らかにされることはありません。現実に、私がインターンだった時以来これまで見てきた経験から、研修医としてローテーションで回った「解体工場」などの「危険地帯」は今もほとんど何も変わっていません。説明責任の欠如、そして市場規律の欠如によって、こうした病院では標準以下の業務が今も毎日続いているのです。

第4章
スーパー外科医と王様

もし医療の世界にスーパー・ドクターというものがいるとしたら、それはテキサスの有名な外科医マイケル・ドベイキーでしょう。２００８年に99歳で亡くなりましたが、テキサスにある彼の病院の外科部門責任者として生涯で合計5万件という記録的な数の手術を手がけました。彼は数々の外科手術技法、手術器具、および医療機器の開発者として20世紀で最も高名な外科医でした。多くの外科医と同様ほぼ毎日、私は「ドベイキー」を要求し、すると看護師がお気に入りの器具であるドベイキーピンセットを手渡してくれるのです。世界中で外科医なら誰でも使っている素晴らしいデザインの外科用ピンセットは、あらゆる手術室でトレーに置かれている定番機材です。

多くの人々から世界で最も偉大な外科医とみなされていたドベイキー博士は、ソビエトの指導者ボリス・エリツィンやその他多くの有名な国家元首達の手術に招かれました。世界中で手術を必要とした患者がドベイキー博士になんとか手術をしてもらえるように乞い願いました。ハリウッドのスターや政治家も、その影響力を駆使してなんとか彼のもとにやって来るのでした。

1969年、ドベイキー博士は米国自由勲章を授与され、2007年には科学と医学への貢献が認められて米国議会名誉黄金勲章を受賞しました。これら2つの栄誉は、米国で民間人が受ける最高の賞であるとされています。

1978年、イラン国王であったモハンマド・レザー・パフラヴィー陛下は米国政府にとって最重要人物の1人でした。品の良いスーツを着て世界中のエリートたちと食事を共にする魅力的な人物は米国経済の燃料とも言える貴重な石油の蛇口を制御していることに加えて、冷戦時における米国の重要な盟友であり、中東の勢力均衡の中心人物でした。実際にCIAは1953年にクーデターを秘密裏に実行してモサッデク政権を打倒し、パフラヴィー国王を王位に就かせることまでしました。それ以来、米国とその主要な同盟国は米国に友好的でない政治的分子をコントロールし、この地域におけるワシントンの利益を促進するため国王に依存してきたのです。アメリカからの大規模な支援を受けて、国王は33年間、国を統治しました。

国王が突然病気になると、ワシントンは潜在的な国際危機に直面しました。中東で有名な病院の14室からなるVIPフロアに入院すると、国王が最良の医療を受けられるようにと米国は迅速に行動しました。デイヴィッド・ロックフェラーのプライベート・ドクターやドベイキーを含む医療チームがボーイング707ジェット機をチャーターして中東に急行しました。世界の重要人物を世界的に有名な外科医が治療にあたるというのは相応しい組み合わせに見えました。

国王を診ると、ドベイキー博士は直ぐに脾臓を取り除く手術を勧めました。脾臓手術の一番の落とし穴は、脾臓に接している膵臓尾部を外科医が誤って傷付けてしまう可能性があることです。そうなると数週間後、膵液が少しずつ漏れて致命的な感染症につながることがあるのです。標準的なベストプラクティスは、不注意に切断された場合にも膵液が体内に蓄積されないよう、外科医は膵臓の付近にドレーンを留置することと長く言われてきました。[1]

ドベイキー博士は、この単純で標準的な安全対策を講じませんでした。国王の脾臓は異常に肥大して膵臓を損傷させるリスクは高かったのですが、博士は膵臓には決して触れない自信があったためにドレーンの留置を拒否したのです。1時間20分の手術の後、博士によれば手術は「これ以上はないくらいに順調に」進み、国王の状態は「限りなく良い」と報告されました。[2]ドベイキー博士はたちまち中東の人々の英雄となるとともに、米国外交の救世主となりました。

手術の成功によってドベイキー博士はエジプト大統領から民間人としては最高の栄誉である名誉勲章を授与されました。しかし、ドベイキー博士がこうした称賛を受けた後、ほどなくして国王は発熱と嘔吐を呈し始め、さらにその症状は悪化しました。地元のエジプト人医師は手術部位付近に蓄積した体液を調べ、それが膵臓から漏れ出しているものであると断定しました。膵臓から漏れ出た液がたまり、感染していたのです。病気の国王の世話をしていたフランス人医師は、手術時に標準的なドレーンを留置しなかったとしてドベイキー博士を批判しました。もしこの簡単な処置をしていたならば、化膿してさらに感染が広がり病状が悪化することなどなかったでしょう。国王の家族はアメリカ人による治療に不信感を抱き、フランスの医師チームに国王の治療を依頼しました。フランスの医師たちもドベイキー博士が誤って膵臓を傷つけてしまったのであり、合併症を防ぐためにはドレーンを留置すべきだったという地元エジプトの医師と同じ意見でした。

エジプトと米国からの圧力によって、ドベイキー博士は病状が悪化してしまった患者を再び診察するために戻って来ました。国王は体重が大きく減少し、酷い状況でした。イランでは再燃したイスラム革命派が今や誰の目にも明らかとなった国王の病状に付け込んだ動きをしていました。しかし、ドベイキー博士は膵液の漏れを否定し、国王の一族には病状が良くならないのはドベイキー博士による診断に反して国王が受けていた投薬の毒性によるものであろうと伝えました。国王の健康は感染した体液により悪化し、すっかり衰弱してしまいました。

今や世界中の医師が関与するところとなり、その多くがドベイキーに批判的でした。ドベイキーによる手術で何がうまくいかなかったのか、そしてどう対応すべきか、医療をめぐる国際的な紛糾がイランでの人質問題に関するアメリカのフラストレーションの高まりもあって一層複雑になりました。国王の母国では、台頭しつつあったアヤトラ・ホメイニ師が国王の医師たちと治療のホスト国となったエジプトを批判し、国王を支援する人々を悪魔と呼びました。ワシントンでは、アメリカ人による国王の治療に対する批判が広まることでアメリカ人の人質の安全が危険にさらされることを憂慮しました。

様々な議論が行きかう中、診断が3か月遅れたところでフランスの外科医が国王を再び開腹し、1・5リットルの膿と感染した膵臓組織とを取り出しました。ドベイキー博士が手術中に不注意に膵臓を傷付けてしまったことはもはや明らかでした。しかし、この時点では既に手遅れで、悪化したリンパ腫と感染症とが国王の命を奪うこととなりました。国王が数週間後に亡くなったことで何が悪かったのかを巡って国際的な問題ともなり、米国の外交政策の混乱が助長されたのでした。

国王と国務省がともに間違えたことは、ドベイキー博士は心臓血管外科医であって腹部は専門ではないということです。博士が偉大なのは心臓や血管の手術にもたらした彼の革新的手法によるものであって、脾臓や膵臓の手術ではないということです。実際、腹部を専門とする外科医と比べるとドベイキー博士には脾臓の手術経験はほとんどなく、癌性の脾臓の手術経験はさらに少なく、膵臓の手術経験に至ってはほとんど無いも同然でした。

博士による医学への多くの貢献について調査して分かったことですが、ドベイキー博士が書いた記録的な479本にものぼる論文のうち、95%以上は心臓血管外科に関するもので、脾臓に関するものは1件だけでした（しかも博士はその論文の筆頭著者ではありません）。ドベイキー博士は脾臓摘出手術の経験が多い外科医に国王を紹介すべきだったのです。あるいは、国王あるいは彼の家族が脾臓摘出手術の経験豊富な医師に依頼すべきでした。そうせずに、最も力のある国家元首さえもがスーパースターの外科医という魅力に目がくらんで、高名な医師への崇拝とそのブランドに基づく思い込みに重きを置いてしまい、常識的な判断すらできなかったのです。

ニュー・イングランド・ジャーナル・オブ・メディシン誌に掲載された最近の画期的な調査研究によって、医師や看護師であれば誰もが気付いていたことが確認されました。全国的なデータを用いたミシガン大学の先進的な医療研究グループによって、手術での死亡率がその特定の手術に関する執刀医の経験に直接的に関係していることが分かったのです。研究者らが手術後の死亡率を、その特定の手術に関する執刀医の経験と比較したのです。

研究によってその他様々な外科手術でも同様の関係があることが分かりました。病状が稀なものであ

膵臓手術後の死亡率と執刀医の経験

	死亡率
1年に2回未満の手術を行う外科医	14.7%
年間2～4回の手術を行う外科医	8.5%
年間4回超の手術を行う外科医	4.6%

出典：John D. Birkmeyer et al., "Surgeon Volume and Operative Mortality in the United States", New England Journal of Medicine 349, no. 22（2003）2117-27.

るほど、より経験が影響を与えるのでした。本当に「習うより慣れよ」は医療処置に関しては黄金律だったのです。実際、心臓外科におけるニューヨーク州での情報公開の試行における二次的な発見の1つが、手術数の多い医師は少ない医師よりもはるかに成績が良いということでした。実際にマーク・チャシン博士のプログラムで分かったことですが、手術数の少ない心臓外科医は州平均よりも死亡率が4倍である事実が観察されたのです。[3]

しかし、手術数を公開することで研修を終えたばかりの新人医師が困ることにならないでしょうか？と学生たちが時々私に聞いてきます。今日のアメリカの医療界で部分的に復活しているパターンは新人医師（独立した診療行為が完全に認められている医師）が経験豊富な医師とペアを組むことで「手術数」の分け前を得て、その後単独での治療行為を行うというパターンです。そうして、ペアとなった医師チームでの経験数が、経験の浅い医師と経験の豊富な医師の両方に経験数として分与されるというものです。私はこうしたことを実践する若い医師を立派だと思います。私自身はインターンとして単独で実際の患者を練習台にして試行錯誤によって学ぶという誤った方法で学んできましたので、患者をモルモットとして使用しない効果的な医師教育方法があると確信しています。徒弟制度的なアプローチは何世紀にもわたってこれまで医師が訓練を受けてきた方法であるだけでなく、今日でもアジア、ヨーロッパ、その他の地域で確立された手法でもあります。そうやって外科医は公式の研修を修了してから、複雑な手術を先輩外科医とペアを組んで実行し、そのうえで単独での手術に臨むのでした。こうした、より謙虚なアプローチは（収益性は低いものの）安全性を向上させるものですが、それはまた、現代では広く行き渡ったアメリカでの研修のモットーでありほとんどの医師が知っている「見て覚え、やって覚えて、教えてみる」とは対照的なやり方です。

私の経験豊富な同僚の多くも同じ意見で、患者で練習して間違えるよりも、他の人の知恵から学ぶ方が良いという意見です。補助輪を使った練習がうまくいくのです。さらに、パイロットを訓練する高度なフライト・シミュレーターと同様に、新しい最先端の患者シミュレーターは医療における訓練でも機能を発揮します。しかし悲しいことに、それらを使用している教育病院はごくわずかであり、その主な理由は、ご想像のとおり、お金の問題なのです。

経験数は重要です。自宅でヒューズが切れたからと言って水道工事の配管工を呼んだりはしないでしょう。配管工による間違った修理が家を灰にしてしまいかねない電気火花を引き起こしてしまうかもしれません。ところが、毎日、待合室には畑違いの医師に自分の病気を治してもらおうと待っている患者がいるのです。同様に毎日、自分が受ける治療に相応しくない病院の待合室に患者が座っています。依然として、無知な一般市民には選択の余地がないのです。

経験数が重要なのは手術だけではなく、全ての医療行為について言えます。脳卒中の疑い、しつこい咳、ダニによる咬傷の疑いなどで治療を受けようとする場合、全国的な病院比較ウェブサイト（www.hospitalcompare.hhs.gov）を参照して、脳卒中、肺炎、ライム病の症例数に関して、住んでいる地域の医療施設でどのくらいの数を毎年扱っているか調べられるようになっているべきでしょう。しかし、現在は病院がそうした情報を開示していないのでできません。例えば、あなたの母親が脳卒中を発症したとします。もし、A病院では年間6例、B病院は毎年100例の脳卒中を治療していることが分かれば、どこに行けば良いか分かります。あるいはまた、ダニに噛まれたとして、1時間離れた所にある病院では昨年25件の症例を診たのに対し、近くの病院では昨年は0件だったとしましょう。実際、特に重い病状では扱っている症例数の違いが重要になります。あなたが受ける治療には驚くほどの差があるかもしれません。

最も評判の良い病院であっても少なくとも1つや2つの部門はめちゃくちゃで、存続するだけでも苦労している状態かもしれません。そうした部門は患者数の維持を病院全体の評判に依存しています。そうした苦労している部門が最終的に消滅しても、病院の経営者は「その診療科は廃止されました」とか、「地域の民間診療グループと提携して提供されます」と丁寧に言うだけでしょう。私が知っている「がんセンター」の1つは扱う症例数が少なくて気難しいがん専門医が1人いるだけでしたが、その医師も結局は辞めることになりました。

症例数が全てではありませんが、病院従業員の安全に対する態度、合併症の率、再入院率など他の指標と組み合わせて利用すれば役に立ちます。こうしたデータが全てオンラインで誰もが閲覧できるようにすべきでないという理由など、どこにもありません。

第5章
「私が好きなやり方」

グレッチェンとロナルド

アメリカでは毎日、人々はこれといった深い理由もなしに選んだ医療機関を訪れて、そこでたまたま担当医として診察してくれた医師によって大きく異なる治療を勧められることとなります。膝が痛いと言うと、A医師は「できるだけ休ませるようにしてください」と言い、B医師は手術しましょうとなるかもしれません。このように治療へのアプローチが標準化されていないのは医療技術を反映していることもありますが、一方で、適切な治療を受ける人がいれば、そうでない人もいるということになります。

私が医療に携わって以来、確立されたガイドラインがあるにもかかわらず貧血すなわち血液濃度の低い患者に輸血を行うかどうかの判断に際し、医師によって判断基準が違うことに驚いています。多くの外科医は厳格な判断基準を持っていて、「血液濃度が7未満の患者には輸血する」医師もいれば、「血液濃度が12未満の場合には必ず輸血する」と言う医師もいます。これまで何度もそうした発言を聞いてきましたし、今でもそうです。ニュー・イングランド・ジャーナル・オブ・メディシン誌に掲載されたエビデンスに基づく判断基準に照らし合わせると、ほとんどの病院で輸血用の血液が過剰に使用されています。アメリカ人は絶えず「命を救う」ために献血するよう強く求められていますが、いわゆる全国的な血液不足の危機は本当のところは全国的な輸血用血液の過剰使用による危機と言ったほうが良いかもしれません。

外科医でありハーバード大学の研究者でもあるアトゥール・ガワンデ博士は、テキサス州の2つの都市を対象とした2009年の研究で、両都市間で医学的判断に明確な違いがあることを完璧に示しました。研究の対象となった2つの都市は、人口、社会経済的状況、および人々の健康状態において似たような状況にありました。驚いたことに、これら2つは実質的に同一の町であるにもかかわらず、その医療内容と医療費とが大幅に異なっていたのです。片方の町マッカレンは双子の都市と言っても良いほどに似ているエルパソと比べてほぼ2倍の医療費を使っていました。[1] 評論家は片方の町の住人がもう1つの町の住人と比べて不健康なのではないかとか、または片方の町にはおそらくできの悪い医師が大勢いるのではないかとか、あれこれと調べました。しかし、データをどの角度から見ても結論は変わらず、これらの2つの町はほぼ同じ条件でした。片方の都市で多額の支出が発生し、もう1つの都市では比較的に節約されている唯一の理由は、単に普通より多くのことをする医師が一部にいて、全ての病院にそういう医師がいるということだけでした。

私がこのつらい教訓を学んだのは大学と提携したコミュニティ・ホスピタルでローテーション勤務を

している時で、乳がんの手術を受けようとしていた素敵な若い女性グレッチェンに出会った時です。グレッチェンは最高品質の医療センターで自分は治療を受けているという絶対的な信頼を置いていました。治療の場として何故この病院を選んだのか私が理由を彼女に尋ねると、病院のホームページに提携している一流大学のロゴが表示されていて、この治療センターがナンバーワンのランキングであると書いてあったからだということでした。「ランキング」という言葉に私はびっくりして、さらに彼女に尋ねましたが、その情報の出どころは不明瞭でした。オフィスに戻って調べてみると、この病院には「総合的な乳がん治療センター」があると宣伝する広告キャンペーンを経営陣が行っていたことが分かりました。どうやら医療専門のウェブデザイナーが作ったキットを使って病院のウェブサイトのホームページに貼り付けられた、実質的には虚偽のランキングでした。

何だって？「総合的？」「センター？」。私は実際にこの病院で働いていて、そこが学校の保健室に毛が生えたほどの設備しかないことも知っていましたので、この派手な宣伝文句にはショックを受けました。この病院は、がんのナショナル・センターとしての指定も受けていませんでした。乳がんスタッフが1人いるだけのものを「センター」と呼ぶ、見せかけのマーケティング文句だけでした。

病院による不誠実なマーケティングに悩むとともに、グレッチェンのことが心配になりました。私は彼女に他のがんセンターに行くことを考えているかどうか丁寧に尋ねましたが、この行為が自分の業務という観点からは薄氷の上を歩くようなものだということも知っていました。

この「総合がんセンター」には、何ら組織化されたものも、確立されたものも、注目に値するものも何もありませんでした。最先端の総合的な乳がんセンターには専門の放射線科医、腫瘍専門医、乳房外科医、遺伝子カウンセラーなどの専門部隊が必要です。この病院では年間20〜30件の乳房手術がされているだけでした。真のセンターならば、数百件の手術等をこなして卓越したセンターとしての認知を得ています。本当の意味でのセンターでは、例えば、効果の確かめられた新技術の応用という点でも先行しています。また、国内の臨床試験への参加者を募集するとともに、最先端の形成外科手術を実施して見た目も感触も適切な乳房再建を実施しています。

グレッチェンが彼女の乳房切除に備えていたとき、この病院には定位生検などのより新しい低侵襲の手法を実行するための設備さえなかったことに私は否応なしに気付いてしまいました。さらに気になったのは、この施設の形成外科医はＤＩＥＰフラップと呼ばれるアメリカのがんセンターの約半数では普通に行われている確立された手法で、より優れている高度な乳房再建術を行う方法も知りませんでした。ＤＩＥＰフラップは腹部の微小血管を用いて、自分の組織と血液供給とによって乳房を再建します。これによって現在利用可能な乳房再建手術としては最高の感触、輪郭、見た目と長持ちするものが得られます。母や親しい友人が乳房を切除しなければならなくなったら、ＤＩＥＰフラップによる乳房再建を強く勧めます。この再建手術は高度な訓練を受けた形成外科医でなければできません。ＤＩＥＰフラップ手術を実施するには、通常、整形外科トレーニングを終えたうえで、さらに1年間の専門的なトレーニングが必要です。この手術では微小血管を縫い合わせるために高価な手術用顕微鏡も必要です。

グレッチェンが入院していた病院にはこうした顕微鏡はありませんでした。そして彼女を受け持っている素敵な形成外科医もＤＩＥＰフラップを行う方法を知りませんでした。医師たちは患者が必要とする適切な手術に関する専門知識を持っていなかっただけでなく、ほんの数キロ離れた別の病院に行けば、この優れた治療を受けられることを彼女に伝えることもしませんでした。近くの病院には顕微鏡も、この手術のできる外科医も両方とも揃っていて最良の結果を出していました。そちらの病院の乳房専門医は優れたＤＩＥＰフラップ再建術を用いて年間３００例以上の乳房手術を行い、治療成績もそれを反映していました。この近隣病院では最新の化学療法によるあらゆる治験も行っていました。

グレッチェンはその病状にとっては悪い病院、患者に最高の治療を提供することよりもビジネスを優先することを風土とする病院に入院してしまったのでした。医療の賢い消費者として正しい情報を彼女が知ってさえいたなら、グレッチェンは自分の車をあとほんの数キロ運転して、もっと良い病院に入院していたでしょう。彼女はこの病院に入院し、その再建された胸は永久に不自然な姿となりました。結果に満足しているか尋ねると、「正直言って何と比較すればいいのか分かりませんが、はい、とても幸福だと思っています」というのが彼女の返事でした。

グレッチェンの件は私に個人的な教訓となりました。病院を選ぶときは巧妙なマーケティングに注意すること。会社がソフトドリンクの売り上げを伸ばしたい時やデザイナーが2万円のジーンズを市場に出す時など、企業はその製品を消費者にアピールするため、広告キャンペーンに猛烈に資金を投入します。病院も例外ではありませんが、ジーンズを選ぶのとは違って、間違った医療機関を選ぶと、その結果は後々まで影響を与えます。「センター」「最高の病院」「最高の医師たち」などの派手なバナー広告に惑わされないでください。あなたと同じ病気の患者を1年間で何人治療しているかを粘り強く調べてください。病院は患者を獲得するために「センター」という呼称を付けたりしますが、１人の医師（または数人いたとしても）がいるだけで「総合的なセンター」などとは決して言えないということを覚えておいてください。患者満足度調査で医療の質は分かりませんし、雑誌に掲載される「最高」のスコアやランキングはしばしばお金で買われたものです。

私のキャリアで初めてではありませんでしたが、私は両肩に倫理感の重みをずっしりと感じました。グレッチェンには別の病院に行くように何としても教えてあげたいと思いました。でも、しませんでした。他の病院に彼女を紹介することは研修医としての掟に反することで、私を大きな問題に巻き込み、事情によっては解雇すらあり得ることも知っていました。病院にとって私は一介の研修医でした。彼女に別の医療機関に行った方が良いなどと言ったら、私は私を評価する上司、教師、病院の経営者などに名前が知れ渡り、札付きの人間となっていたでしょう。それはフォードのセールスマンが、自分から営業店にやって来た熱心な買い手にホンダを買えと勧めるようなものです。ただし、グレッチェンの治療は新車販売がディーラーにもたらすよりもはるかに多くの利益を病院にもたらすという違いはありますが。

私たちの医療文化にはあまりにも多くの分野で、治療に最適な医療機関へと患者を紹介することを妨げるプライドと間違ったインセンティブとが強くあります。現在、いくつかの病院で医師は固定給与システムに移行しつつありますが、患者をより適切な医療機関に紹介しないことが医療界では依然として蔓延しています。形成外科、整形外科、脳神経外科、耳鼻咽喉科、泌尿器科など全部で約50の診療部門、さらに5つの病院をローテーション勤務で巡るにつれて、できるだけ紹介しないことが寧ろルールであって例外ではないことに気が付きました。そうなのです。紹介自体は確かにありましたが、それは違う診療科の医師への紹介でした。

私は以前、医療ではない別の専門分野ですが、紹介しないことによる失敗を見たことがあります。私の友人が離婚訴訟に関係して依頼した弁護士が、それまで離婚訴訟に関係した職歴がなかったことを事前に友人に言わなかったのです（法人の訴訟案件が彼の専門でした）。私の個人的経験でも、不動産購入を検討していた時、対象地域のことは何も知らないということを言わない不動産仲介業者に会ったのを思い出します。幸い彼女の発言の裏付けを私が取った時に気が付いて、その地域で数十戸の住宅を仲介した経験がある別の業者に切り替えることができました。明らかに、最初のエージェントは私との商売を失いたくなかったので、自らの知識の欠如を白状しなかったのです。良くある不正直な例です。プライドや紹介をしないという貪欲さに関して医療は高貴な例外であると私は常に思っていましたが、それは間違いでした。時間が経つにつれて、単に紹介するだけでもっと良い治療が得られると分かっているのに、最善とは言えない治療が蔓延している事実が次第に分かってきました。

グレッチェンを見捨てた自分を何とか許そうとして、当時の自分の行動には無理のない十分な理由があったのだと考えるようにしています。私より前の研修医が高い理想を掲げた結果、どうなったかという話を聞いていたのです。ある研修医が治療をするなら別の病院の方が良いと患者に勧めたところ、その研修医は責任者のオフィスに呼ばれ、品行不良な学生に対するのと同様にこっぴどく叱られたうえ、ローテーションに戻ってからもできの悪い生徒として村八分にされるという処分を受けたのです。同業からの評判が全てであるこの業界で、これはとても厳しい罰です。私は病院の欠陥をよしとして受け入れるというつらい経験をしながらも、自分のキャリアを前進させることができる今の境遇を失わないようにしました。そのつらい経験に再び喘ぐこととなったのは、救命救急室でロナルドに出会った夜でした。
ロナルドの経験を完全に理解するには、救命救急室での当直がどんなものかを知っている必要があります。そこで当たり前となっている週120時間労働は、最も理想に燃えたレジデント医師さえをも、「やり遂げる」とか「がんばれ」とかの掛け声だけで何とかサバイバルしようともがく疲れ果てた一歩兵に変えてしまいます。常に鳴り響く救命救急室からの呼び出しブザーに絶えず不安な状態にさらされます。このブザーはヒーローになる時だと呼んでいるのか？ それとも悪夢の始まりを告げる鐘の音か？ 常に疲れ果てて、私たちは自分が何をしているのか疑問に思う時間さえほとんどありませんでした。上司である指導外科医からの指示を単にロボットのように忠実に遂行することを中心に生活が回り、究極の報酬は上司の外科医から「強くなった」と言ってもらうことでした。

ある夜、救命救急室でロナルドと出会いました。彼は快活で完璧に健康そうな32歳の筋骨たくましい男性でした。ただ1点だけ、おへその部分にグレープフルーツほどの大きさの突起がありました。「こんなものはチップショットだね」と一緒に働いていた救急救命室のレジデント研修医である友人に私は言いました。これまでにも何度か見たことがあるのです。腹部手術後の患者で20％ほどの確率で起きる一般的な長期合併症です。幸いに簡単で侵襲性の低い治療法があり、ロナルドは簡単な手術を受けて、その日のうちに家に帰れるだろうと私は確信しました。

事前に印刷されてあるフォーマットを使用してロナルドのカルテの評価項目を記入しながら、「治療計画」の欄は空欄にして記入しました。オンコールの指導外科医と話すまではそうするのがいつものことでした。その晩のスケジュールをチェックして、私はカイ医師がオンコールであることを確認して安心しました。カイ博士は非常に「スリック」な、素晴らしい手術をする若い外科医でした。「スリック」とは医師の間で使われる業界用語で、体にいくつかの小さな鍵穴くらいの穴をあけて小さなカメラ（腹腔鏡）と長い器具を使って、こうした手術を行うことを指します。その夜、ロナルドがカイ医師に巡り合ったことで私は安心しました。私たち医師は、こうした病気をきっかけとして救命救急室で患者と親しくなれることがありますが、この時はまさにこうしたやりがいのある瞬間の1つが作られつつあるところでした。数時間以内にカイ医師が侵襲性の低い手術を行い、切開した部分にはバンドエイドを貼ってその日のうちにも家に帰ることができるだろうと説明してロナルドを慰めようとした瞬間でした、同僚のレジデント研修医が突然私を脇に引っ張って体中の血が凍るようなことを告げたのです。

「今夜のオンコール当番はシュレックだよ」

「なんだって?」私は自分を抑えることができずに思わず大声をあげました。

スケジュール表を読み間違えたのです。カイ医師がオンコールだったのは前夜でした。そうしてロナルドはカイ医師ではなく私たちがシュレックと呼んでいる医師の手にゆだねられることになったのです（シュレックというのは、折れ曲がった眉、不格好な外見、ブーブーと鳴くような不可解な話し方などから付けられたニックネームです）。シュレックはあだ名が示すアニメの登場人物と同様、低侵襲手術に精通しているような人物ではありませんでした。むしろ、どんな手術でも腹部を大きく開腹してするのが好きなのでした。彼のやり方というのは腹部全体にわたる長さの切開部を作り、退院後も何週間も残る2つの外科用ドレーンを残すのでした。カイ医師によるスリックな鍵穴方式の手術でその日のうちに帰宅する代わりに、ロナルドはシュレックの大きな切開から回復するためだけに1週間入院することになるのです。

ロナルドの回復過程の世話をしながら、ケアという点で彼に正直に向き合うと、私は再び自分の地位が下にあることをひしひしと感じるのでした。その週、ロナルドは大きな痛みにとても苦しみました。不必要に侵襲的な開腹手術に加えて、その開腹手術は縫って閉じた腹部全体が創傷感染からただれる危険性が高かったのでしたが、手術後3日目にまさにそれが起きてしまったのです。

感染症は何か月もの治療を必要とする恐ろしい合併症であり、時には再手術が必要となります。同時に、それは完全に防止可能なものでもあるのです。侵襲性が低い手術では感染症が発生することはまずありません。切開部分が小さいからです。

ロナルドの腹部全体にわたり開いて牛肉のように赤くなった傷からガーゼをはがしながら、彼の明らかに耐え難いほどの痛みに私はひるみました。何かが間違っていると感じました。フラストレーションを感じて、やる気を失うとともに自分の無力を感じました。私に何ができたでしょうか?シュレックのことを手術部門のトップに報告する?病院長に通報する?病院の玄関に「シュレックに注意!」という看板を立てる?

上司に報告することは政治的自殺行為であると分かっていました。そして、病院長に通報することも私のキャリアに以後ずっと付きまとう馬鹿な行為であることも分かっていました。ワシントンの外科医コミュニティは小さいのです。もし内部告発者というレッテルを貼られたら、私のキャリアは終わりでしょう。他の教員でシュレックの手術方法について不満を言っている人も目にしましたが、そうした不満は聞き入れられませんでした(シュレックが病院にもたらしている大きな収入に病院側は満足していたからです）。上席の教員がシュレックをどうにもできないのに、彼の不必要に大きな手術をどうして私が止めることができるでしょうか。こうしたこと全てに疲れきり、私は見ないようにしてただ自分の仕事に専念することにしました。私は現代医学の秘密主義の文化に洗脳されつつありました。

結局、ロナルドは激しい痛みと合併症、安静、失われた労働時間などを伴う1か月に及ぶ回復過程に耐えました。私は病院が内部的には手術による感染症発生率をフォローしていることを知っていましたが、こうしたデータは一般に外部へは公表されませんでした。公表されていれば、シュレックの場合が約20％であるのに対し、カイ医師とその他の低侵襲手術を行う全ての外科医は同じ確率がゼロに近いことを誰もが知ったでしょう。

「ロン」、ロナウドはいつも私にこう呼ぶようにと言っていましたが、仮にもし彼があの週の別の夜に病院に来ていたなら、彼は全く異なる手術を受け、回復過程も根本的に違うものになっていたでしょうが、彼がそのことを知ることは決してないでしょう。それにしても、彼はどのようにしたら医療にさまざまな「スタイル」があることを知ることができるでしょうか。

何百万人ものアメリカ人も同様ですが、もしロナルドが尋ねるべき正しい質問を正確に知っていたならば、今回の悪夢のような事態を避けることができたでしょう。

・別の治療方法はありますか？
・米国で、こうした手術の何パーセントが低侵襲の手法で行われ、何パーセントが開腹手術で行われていますか？

・それぞれで合併症発症率の違いはどうなっていますか？それぞれの場合、入院日数は何日になりますか？
・入院中でもセカンド・オピニオンを取得できますか？

グレッチェンやロナルドを手術した医師に私は怒りを感じました。より安全でより良い手術ができる医師に単に紹介するだけで良かったのに、そうしなかったことは腹立たしい思いでした。頭を冷やすために、私はレジデント研修医仲間のクリス・ベンジャミン医師と飲みながら不満を分かち合いました。「マート、じっと我慢だよ」「レジデンシープログラムから叩き出されたら、僕たちは誰も助けられなくなるのだよ」彼はそう言いました。年収は29，000ドルで、さらに学費のローンも抱えている身分であることを彼の言葉で思い出させられました。「もうじき医師として独り立ちしていくことになるだろう。その世界はめちゃくちゃでいかさまだが、これを変えることはできない」と彼はルイジアナ出身者特有のストレートな言い方で話しました。

レジデント医師として研修中に、「ここから逃げろ」と患者に言いたい時が何度あったことか。不必要な、時には完全に間違っている手術の犠牲者の世話をすることにほとほと疲れました。「害を与えてはならない」という、メディカル・スクール卒業の際に誓った言葉は真剣でしたが、メディカル・スクールの面接官に医療の伝道師になりたいと言った日から自分がどれほど遠くに来てしまったかを考えると、自分として恥ずかしかったです。ロナルドとグレッチェンは私に「害を与えてはならない」という言葉に込められた皮肉を示したのです。その言葉は卒業の時には美徳でしたが、救命救急室では茶番でした。

120時間プラス・アルファの週労働時間は過酷なものでした。「生き残る」ことが私たちの合言葉となりました。しかし、研修期間が終わりに近づく頃には元気を回復し、物怖じしなくなり、自信もつきました。医学の文化が私を自分はこうなりたくないという医師に変えていることが分かりました。しかし、それでも私は学校卒業時の誓いの言葉を汚すつもりはありませんでした。グレッチェンやロナルドと同じ道を辿りそうになっている患者には、適宜自分の物をさっさとまとめて何も言わずに緊急治療室を出て車に乗って別の病院に行き、別の医師にかかるようにと言うことに決めたのです。

医療におけるエデンの園

ジェンは2年前に神経内分泌腫瘍と呼ばれる膵臓にできた腫瘤の手術を私の手で行った、若くて活発な働く女性です。彼女はこの手術で素晴らしい経験をしました。その結果彼女は私を気に入ってくれてフェイスブックの彼女のページで私を褒め称えてくれたり、私が彼女の願い事に対する答えであったなどとツイートしてくれたりしています。

その彼女が最近、体調が悪いと言って再び私にもとにやって来ました。診察すると、今度は肝腫瘍ができていて、もう一度手術が必要なことが分かりました。彼女はその手術も私にして欲しいと言ったのですが、その肝腫瘍は少し難しい場所にあり、私自身は肝臓の手術をあまり行わないので肝腫瘍については簡単な場所にある場合だけに限定するようにしていました（高度な肝臓手術をするには私の腕は錆びついているのです）。彼女の腫瘍は私ではなく、そうした種類の手術をより多く手掛ける外科医によってこそ安全に取り除くことができるものです。私が彼女を肝臓の専門医に紹介すれば合併症のリスクは、例えば私なら3％だったものが彼の手によれば1％へと減少すると思いますが、その一方で私にとっては収入が3、000ドル減少することになります。他の外科医と同様に、私も自分の技術については自信がないよりは自信過剰の傾向があるのです。それが外科医のDNAです（医師が皆言うように、私たちは常に自信があり、そして正しいのです）。

私がジェンの手術をすることもできたでしょう。その誘惑にかられました。私は手術の成功率が高いので、手術を倫理的にも正当化することはできたでしょう。合併症が発生したとしても私の信用力と彼女が署名する同意書とによって私の守りは鉄壁であり、医療過誤訴訟のリスクは問題ではありませんでした。HODAD（第1章参照）に列をなした全ての患者のように、彼女もおそらく何が起こったとしても手術をしたことに対して私に感謝していたと思います。仮に私が手術をしていたとしても、間違いなく誰もそのことを問題にしなかったでしょう。私の手術をチェックした人は誰もいませんから。これは医師にとって強力な誘惑です。好きなこと（手術）をしてお金を稼ぎ（3、000ドル）、それに加えて、手術をして欲しいと頼みこんでくる患者を助けて感謝をされるのです。手術しないことがどれほど難しいことか分かるでしょう。

ジェンは私から肝臓外科医に紹介しましたが、この決断は経済学者や政治家が言うほど自明なことではありません。医師の多くは善良な人間ですが、財政的その他のインセンティブは強力なのです。紹介しないようにさせる誘惑はこれまで以上に強くなっています。医師の収入の低下、経済的には破綻したメディケアやメディケイド、医療過誤保険料の高騰、メディカル・スクール入学のための借金、そしてオフィス維持費用の増大です。

ジェンの手術からの収入が一定の医師の間で均等に配分されるように金銭的インセンティブを変えることができれば、紹介しないという誘惑は大幅に減ると思います。適切な紹介ということで思い起こすのは「34丁目の奇跡」という昔の娯楽映画にあったシーンです。そこではライバル百貨店同士だったメイシーズとギンベルズとが競争を一旦脇に置いて、買物客が欲しい物の在庫をお店で切らしていた場合には相手のお店にお互いの客を紹介することにしたのです。映画の中での結果は、喜んだ買い物客が以前よりも熱心に両方の店を贔屓にするようになったということでした。

私たち医師は本質的に競争心の強い人間です。結局のところ、私たちは他の学生たちを成績で押しのけて今いるこの地位にたどり着いているのです。私たちは医療の質と価値とで競争をすべきです。患者にとって最善なものは医師同士のチームワークです。それぞれの医師が生産性を高めることで全体として病院全体の生産性がより一層高まるのに、不思議なことに多くの病院ではチームワークを抑制しようとしています。治療方針が医師全体でレビューされるように、私は時々病院に対してチーム会議を持つように提案しています。ですが、この提案が受け入れられることは余りありません。理想的な見本が異なる学問的バックグラウンドを持った様々な専門分野の医師を揃えた乳房クリニックで、そこでは一度の外来診療で乳房を専門とする様々な医師の診断を受けることができます。ジョンズ・ホプキンズで、他の病気についても私はこの考え方を採用しました。私が専門とする分野で共同設立者として作り上げたのと同じように、こうした様々な専門家を揃えたクリニックが全国に登場してきています。

フレッド フリントストーン ケア

友人たちにどうやって医師を選ぶかを尋ねると、そのうちの何人かは最も経験のある医師と答えます（まるで、先に引用したニュー・イングランド・ジャーナル・オブ・メディシンに掲載された論文を読んだかのようです）。経験豊富な医師を選ぶことは確かに理にかなっています。しかし、純粋に経験だけに基づいて医師を選択することには重大な落とし穴が1つあります。それが、フレッド フリントストーン ケアです。

フレッド フリントストーン ケアとは医者が使う隠語で、古臭い時代遅れの医療を指します。最近もある有名な政治家が小さな腹部腫瘍を取り除くために大規模な開腹手術を受けたのもそうです。その小さな腫瘍は大規模な開腹手術ではなく侵襲性が低く、よりリスクの少ないやり方でも切除できたはずです。しかし、その手術を手掛けた名誉外科部長は低侵襲手術を学んだことがなかったのでした。

私が知っている多くの外科医は、低侵襲あるいは最先端の治療オプションを患者に提供していません。そのノウハウがないからです。さらに言えば、どの医師がそうした技量の手術を提供するかしないかは、その医師が働いている病院の評判や規模とも関係がありません。

フレッド フリントストーン ケアは、ある有名な女優の動脈瘤破裂に際して、その時にオンコールだった外科医が開腹手術という大がかりな手術方法しか知らなかったというのもそうです。その外科医は、脚の血管から通したワイヤーと拡張ステントとによって修復する、侵襲性が低く合併症の恐れも小さい技法を学んだことがなかったのです。

フレッド フリントストーン ケアは、私の研修中にもある患者が受けました。彼女を担当した医師は胆嚢を取り除くのに大きく切開する方法を勧めたのです。後日、毎週行われる同僚との会議の席で、小さな鍵穴状切開による腹腔鏡の使用で済ます手術をしなかった理由を尋ねられた彼が肩をすくめて「それじゃあ余り面白くないから」と答えると、その部屋にいた外科医たちが大爆笑したのでした。

フレッド フリントストーン ケアは、私の友人であるアレックス フィルモアが虫垂炎にかかり、腹腔鏡下で切除する代わりに開腹手術を受けたのもそうです。その日にオンコールであった外科医は、腹腔鏡手術が優れていることを示す研究を自分は信用していないと私に言いました。しかし、私がその論文を彼に示すと、彼はその研究が存在することすら知りませんでした。

シュレックによるロナルドの手術が示すように、フレッド フリントストーン ケアは危険性が高いのですが、手術をたくさんこなしてきた（その間に技術はどんどん進化してきた）年長の経験豊富な医師に多く見られます。自分が勧められている治療がフレッド フリントストーン ケアでないことを確認したかったら、担当医が勧める治療を若い医師にぶつけて聞いてみれば、別の新しい治療法があることが分かるかもしれません。

医療には透明性があるべきで、そうすれば、その病院がどれだけの症例数をこなしているかとか、手術のうち何パーセントが侵襲性の低い手法で行われているかなど、他の病院や全国平均と比較してその病院がどうなのかが分かります。透明性が確保されていない間は、治療を受けるたびに素人ながら自分で調べなければなりません。病気をグーグルで検索して侵襲性の低い手術法があるか調べて医師に聞いてみましょう。医師がその方法を知らなかったり、あるいは、知っているけど信頼される手法ではないと言ったりした場合には、その手法を実践する人からセカンド・オピニオンを取りましょう。全ての手術にはリスクがありますから、より侵襲的な処置の必要性がハッキリと明確でない限り、侵襲性がとにかく少ない方に賭けるべきでしょう。今日では様々な手術の多くで侵襲性の低い手法が存在し、そのメリットには顕著なものがあります。適切な医師が行えば、低侵襲手術はより安全であるとともに、より多くの利点があり、その多くは未来の医療としてもてはやされています。

低侵襲手法の実証済みの利点

・痛みが少ない
・感染が少ない
・入院期間が短い
・再手術が必要となるリスクが低い*
・手術後の職場復帰が早い
・回復期間中の薬の副薬量が少ない
・これらのメリットによるコスト削減

*瘢痕ヘルニアや腸閉塞に対するその後の手術など

手術方法の選択は重要です。しかし、侵襲性の低い手術は一部の外科医によってのみ行われていて、こうした新しい技術の訓練を受けた外科医がどこにいるかは、どこで教育を受けたかによって決まるという偶然にも左右されるために規則性がありません。不思議ですが、大きなアカデミックな医療センターは大学病院ではない大規模な病院に比べて時代遅れの傾向があります。大きくてアカデミックな医療センターでは往々にして保守的な男性がボスとして全体を管理しており、迅速な購入決定や、やり方を変えるのは難しいのです。最新技術の導入も、国会審議と同じくらいに官僚主義的な問題にあふれた決断となり、様々な委員会でうやむやになってしまうのです。

逆に、地域の病院では外科医が望んだものを比較的自由に購入できるため、新しい技術を効率的に導入しやすいのです。結果としてアメリカの腹腔鏡革命は地域の病院から始まり今でもそこで盛んに行われていて、非大学病院系の病院が中心となっています。このことに気付いたのは、私が初めて腹腔鏡手術の学会の全国会議に出席したときで、アカデミックの世界の重鎮が誰も講演者として名を連ねていないことに気が付いたからです。講演をしたのは、最新の低侵襲機器の迅速な導入を誇るコミュニティ・ホスピタルの医師ばかりだったのです。医療分野の主流ではない競争相手が直近で最も重要な進展を生み出したのです。大きくて有名な病院よりも地域の病院の方がより優れていると同時に、より最先端を走っていることもあるのです。

患者にとっての問題は「どういう選択肢があるのか、どうすれば知ることができるのか?」です。より安全で合併症発症率が低いやり方で身体の悪いところを治したり切除したりする方法を、どうすれば見つけることができるのか。この質問に答える代わりに、ジュディ・ムーアの話をしましょう。

ジュディは体制を打破しました。サウスカロライナ出身の快活な教師だった彼女は、思いがけなく見つかった腹部腫瘍の診断のためにある有名ながんセンターに行きました。グーグルで1時間かけて検索して、国内有数のがんセンターの1つに予約を入れたのです。そのがんセンターでは大きな開腹手術が必要だと言われました。彼女はインターネットで低侵襲手術のことを既に読んでいたので、低侵襲手術を専門とする別の外科医を訪ねて腹腔鏡を使ってできるかを問い合わせました。その外科医の答えが「可能」とのことでしたので、彼女はその外科医による手術を受け、結果として痛みもリスクも少なく、開腹手術による傷跡も避けることができました。そして数日後にはサウスカロライナでの教育の仕事に戻りました。彼女のグーグル検索は報われたのです。

子宮摘出術は帝王切開に次いで米国で2番目に一般的に見られる手術で、女性の約3分の1が60歳までの間に子宮摘出術を受けることとなります。しかし、依然としてこの手術を受ける女性の約半数は大きな開腹手術を受けることとなり、侵襲性の低いやり方によるものではありません。どうして、そんなことになるのでしょうか。ここでは医師が患者をより大きなリスクのある大掛かりな手術へ導いていることだけ言っておきましょう。多くの医師が低侵襲の手術をしないか、あるいはしない方が良いとだけアドバイスしているのです。ベストプラクティスというものは、初めはごく一部の人たちが始め、ゆっくりと、何の規則性もなく段々と全国に浸透していくのです。ベストプラクティスについても、ほんの少しでも透明性が確保されていれば地域間格差はすぐになくなるのですが。

腹腔鏡を使って子宮摘出術を行う婦人科医は、国内の子宮摘出術の半数で感染リスクが高く、開腹による醜い傷痕を残す方法が今でも行われていることに憤慨しています。それもこれも腹腔鏡手術を提供しない医師がいるからです。ジョージア州サバンナの産婦人科医ジョー・エドワーズ博士は、彼が開業している地域のほとんどの医師が単に昔からのやり方でやりたいだけなのだと話しています。彼と、別

低侵襲手法による治療を勧められる割合

前立腺手術	90%
虫垂切除	60%
大動脈瘤修復	50%
子宮摘出術	50%
結腸除去	25%
膵臓手術	10%

のもう1人の医師とは地元でまれな例外です。小さな穴をいくつか開けて、手術後はバンドエイドを貼って終わりという明快な手術をしています。画期的な利点があるにもかかわらず、多くの産婦人科医師はやり方がわからないので自分でやろうとはしませんし、患者へのリスクが多いにも拘らず他の医師に紹介することもしません。しかし、外科手術では一般的に、より侵襲的な手法であればあるほど、感染症リスク、痛み、瘢痕、ヘルニア、長い入院期間、再手術の必要性等どれをとっても高くなるのです。エドワーズ博士はこの違いにフラストレーションを感じて、患者教育のために産婦人科110番というオンラインによる健康ブログを始めたのです。

女性団体は、より侵襲性の低い手法を行わないことは女性にとって悪であり、性差別の現れであると主張しています。例えば、男性医師は乳房温存術よりも乳房切除術を勧める傾向が高いのです。この主張には幾分かの真実があるでしょう。

最終的に侵襲性の低い選択肢になるのはごく一部の患者だけというのは事実です。低侵襲の手術を受ける比率はこの表のように推定されています。

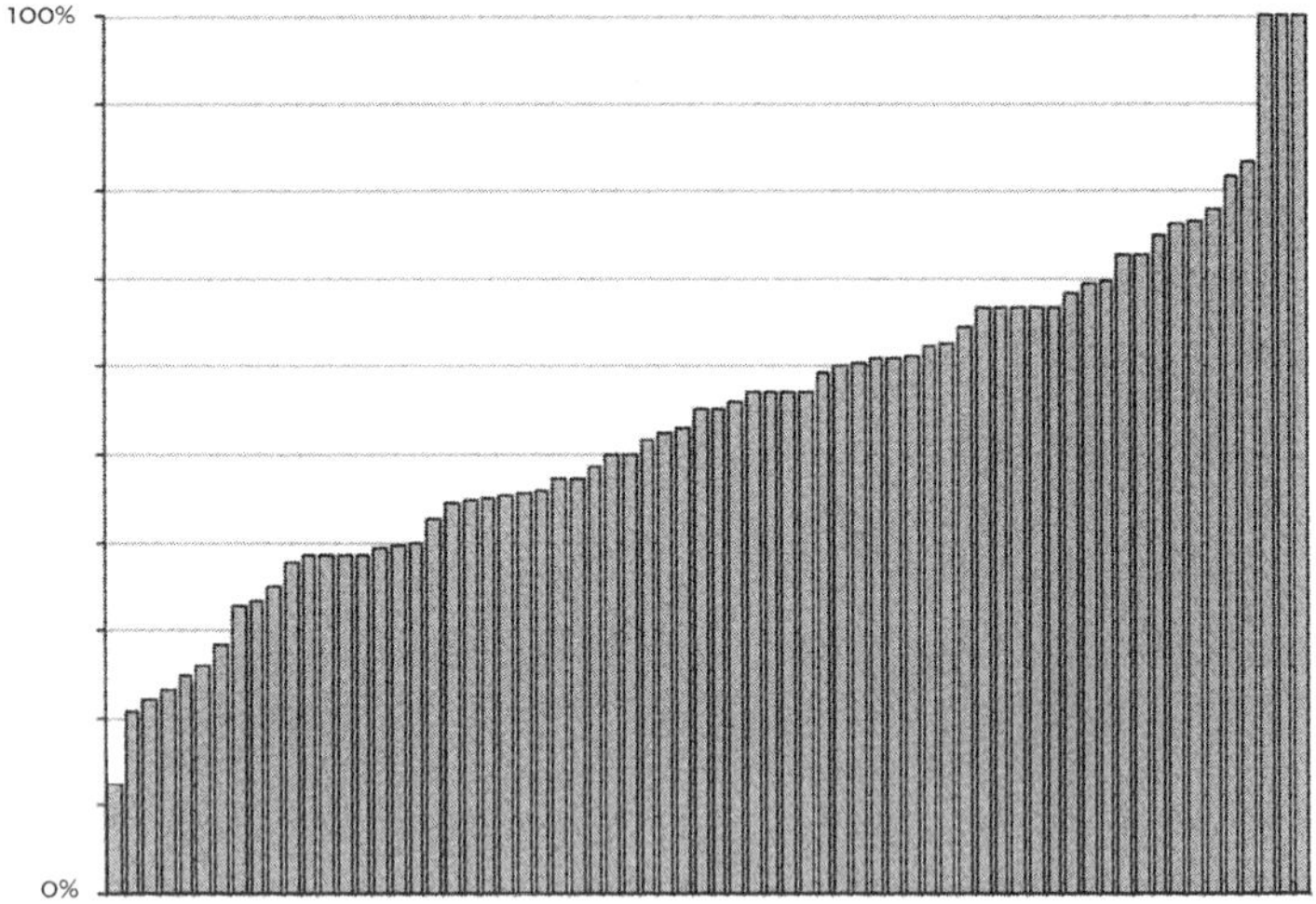

各棒は１つの病院に対応します
＊「患者にとって最善の治療が優先されている」と回答した従業員の比率

全ての医師があらゆる選択肢を患者に開示することをしないというわけではありませんし、別の医師に紹介すべき時にしないというわけでもありません。私自身のローテーション勤務中にも、骨の髄まで正直な素晴らしい医師に何人も出会いました。チームワークがとても良く、患者の治療にとって良い（あるいはリスクが低い）のならば、ためらうことなく紹介し合う医師たちがいることも知っています。こうした優れたチームワークは医師や看護師たちがお互いに自由に発言しながら、それでも良好な関係を保つことができると感じることができて初めて生まれます。そうすることで誰もが充実感を感じるのです。そうしたことは医師給与がサラリー制であって、手術や治療をたくさんしたからといって巨額のボーナスを得るようなことがない医療機関で多くみられます。

ホプキンズによる調査項目の中に、「あなたが働く病院では、患者にとって最善なことに優先順位が置かれていますか？」と尋ねる項目があります。病院によって、その違いは劇的なほどです。患者にとって最善のことをすると強くコミットしている病院もあれば、患者にとって何が最善かということを基に意思決定が行われることはほとんどないと従業員が訴えている病院もあります。

前述の有名な政治家や女優が昔ながらのやり方での手術を求めるのではなく、優れたチームワークがある手術部門で受診をしていたら、主治医はきっと「あなたの場合は低侵襲手術の対象となりますし、その方が結果も良いでしょう。私が執刀します（または、別の医師を紹介します）」と言っていたでしょう。腹腔鏡を用いた切開部の小さな手術ならば、もっと早く仕事に戻ることができたはずですし、痛みやリスクも少なかったでしょう。

町に保安官がいない

私たちが暮らす街の最高ランクの病院であっても、医療内容には大きな違いがあります。また、現代の医学は多くの人が考えるほどには標準化された学問分野ではありません。私がメディカル・スクール進学希望の大学生だった頃に想像したような標準化された分野では決してないのです。現在の状況は侵襲性の低い手術を受けるか、それとも大きく開腹する手術を受けるかは外科医の「スタイル」に依存する（患者はそれを知る由もない）という事態になってしまっています。例として前立腺がんの患者を考えてみましょう。患者の治療は次のどれかになるでしょう。

・放射線治療
・放射線治療と外科手術
・開腹手術
・ロボット手術
・治療なしで経過観察
・陽子線治療
・上記のいずれかの組み合わせ

これは、医療「技術」が自由である証しなのでしょうか、それとも暴落直前のサブプライム不動産市場と同種の混乱状態なのでしょうか。患者を獲得すれば高額の報酬が得られるので、多くの医師や病院が最高レベルの医師や病院に患者を紹介することに消極的になっているのです。前立腺がんの場合、一部の医療機関では放射線機器を導入していて、それを利用した治療によって収益をあげます。そうした医療機関の患者のほとんどが放射線治療を推奨されるのも驚きではないでしょう[2]。

これまで何年もの間、ここまでに書いてきた以外にも多くの患者が平均以下の、危険で、中には致命的な治療を受けるのを見てきました。どうしてこんなことになるのかと、私は様々な人の話を聞いてみました。有名人、政治家、会社経営者（お金の面でも教育という点でもアメリカのエリート中のエリート）が自分たちの受けた治療について話してくれることに耳を傾けました。彼らの話から分かったことは、医師や医療従事者が聞いたら大笑いするような、伝聞に基づく医療機関のランク付けや純粋な広告文句によって受診機関を決めているということでした。ある患者は、治療をしてくれた医師はアメリカ大統領を手術した医師だから最高だと私に自慢しました。私が住んでいる地域で有名な会計士である別の患者は、レーガン大統領を手術した外科医に手術をしてもらうのにどれほど苦労したかを私に語ってくれました。「レーガン大統領を治療するくらい良い医師ならば、私にも良い医師だ」と彼は私に言いました。

鎖骨の下に不適切に置かれた中心静脈カテーテルによる合併症でレーガン大統領が苦しんだことはワシントンDCの外科医ならば誰でも知っているとは彼には言いませんでした。胸部外傷では中心静脈カテーテルは鎖骨の下に配置すべきではないのです。外科医ならば誰でも日常的な標準治療としてそのことを知っています。その時は付随する傷による合併症の懸念から、出血が確実に止まるようにと開胸手術を受けました。本当のことを知っているワシントンDCの外科医の多くは、レーガン大統領はそもそも手術が必要なかったのではないかと思っています。

第6章

現行制度の中で上手にやる

医者を選ぶ

ここまで読んできた読者は、きっと次のように思っているでしょう。どうしたら私の病気を治すのに最適な医者を見つけることができるだろうか。普通の人が必要とする医師には2つのタイプがあると覚えておいてください。手術などの施術をする医師と診断医と。

手術など手技を主として行う医師（*Proceduralists*）

Proceduralistsは手術など一連の処置を実施する医師で、この言葉が使われ始めたのはまだ最近のことですが次第に一般的になってきています。最近は多くの医師が特定の分野に秀でていることで有名になりたいと切望しています。臨床的に難しい局面では、超専門家の意見が医療の文化では崇められ尊重されます。医師は自分が一番の権威者である特定のニッチな領域を持ちたいと思うものなのです。これにさらに拍車をかけているのが、医師が金銭的報酬を受ける際の報酬体系です。平たく言えば工場での大量生産のように、手術をたくさん行うことができる医師が金持ちになるのです。冷酷で非人間的に聞こえますが、医療におけるこの組み立てライン体制とでもいうべきスタイルは患者にとっても良い面があります。

ベルトコンベア式の手術には治療の適切性という問題を生じたり、手術から人間性を奪うリスクがあったりはしますが、それでも現代の医療を悩ませてきた「標準化がされていない」という問題に対処するものとなります。より多くの手術を行う医療機関の方が事故は少ないですし、専任のチームで特定の治療をルーチン化して行う医師グループはより息の合った仕事をする傾向にあります。

処置が適切なものである前提がありますが、こうしたチームでは想定されるあらゆる不測の事態を既に経験してきているものです。そうした経験があることで更なる安全性が保証されます。外科医に正しい器具を渡し、手術と合併症に精通し、手術に固有の問題が発生するより前に初期的兆候を監視して解決する手法に精通している、そんなサポート・スタッフがいることで効率性や安全性は更に一層高くなります。簡潔にいえば「手術工場」として不快感を与えるものが正に高品質を生むのかもしれません。では、そういう工場を展開して動かす医師はどういうタイプの医師だろうかと想像してみてください。思いやりのある聞き上手な人でしょうか。それとも野心的な技術者でしょうか。心の温かな性格と手術における高品質との両方を兼ね備えた人が滅多にいないのは、ここに理由があるのです。

今日の医療状況は手術など手技を主として行い、新しい分野に専門特化した医師が爆発的に増えたことで常に活発に変化しています（医師でさえ新しい専門家の状況にキャッチアップできていません）。最近、入院中に声がかすれてしまった私の患者を診てもらおうと耳鼻咽喉科専門の医師に頼んだところ、患者を診察した後で私の所に来て「自分は耳が専門なので、…喉専門の医師に診てもらった方が良い」と言われました。専門分野が更に細かく特化していることに驚きました。しかし、そう考えてみると私の専門分野でも同じことが起きています。ホプキンズの私のチームでは、成長して腎臓や隣接する血管にまで浸潤した肉腫を抱えた患者を手術する際には3つの手術チームが順番に執刀します。私の外科腫瘍学チームと私とで腎臓までの癌部分を手術し、次に、泌尿器科医が腎臓を切除して、最後に血管チームが血管を切除して再建します。手術部位に合併症を発症した場合は、創傷の治療を専門とする専門家がケアをすることとなります。

アメリカでは様々な処置で専門化がますます進み、1人の外科医が行う手術の範囲は年々狭くなっています。そういう状況なので、例えば、手を怪我したら単に整形外科医を探すのではなく、必ず手を専門とする外科医に診てもらうべきです。そして手術を受ける前には常にセカンド・オピニオンを躊躇なく得るようにしましょう。

手術など手技を主とする医師は患者の流れを効率化していることがよく知られていますが、クリーブランド・クリニックのトビー・コスグローヴ博士ほど秀でた人はいません。彼は、毎日複数の開心術を日常的に行う高度な技術を持った外科医やその他の専門的アシスタントからなるチームを組織化しました。隣接する手術室に患者を準備させ手術室から手術室へと素早く移動できるようにして、患者が麻酔を受けたら入室し、最後の縫合を終えると次の手術室へと移動するのです。専任のチームワークによる彼の手術は医師仲間や病院経営者から称賛と驚嘆の対象となりました。並外れた成果を挙げ、コスグローブ博士は合併症の発症率が低かったことで今や伝説となっています。彼のチームのようになりたくて、多くの医師が自らの実施する心臓手術に際してもその後姿を追い求めています。実際、チームワークと安全文化を作り上げることに成功したことで彼はクリーブランド・クリニックのCEOとなり、今日に至っています。

我々の病院では彼のように高度に専門化した医師のことをふざけて「○○-ologists」と呼んでいます。膝（knee）の専門家であればkneeologists、出産を専門とする産婦人科医であればbirthologistsといった具合です。そのような仲間内での呼び名は公式なものではありませんが、それは、私たち医師が専門の手技等に特化した医師をどのように評価するようになったかを明確に示しています。もし誰かがドベイキー博士に「去年、脾臓の手術は何例実施しましたか？」と尋ねていたならば、当然のことながらその返事に驚いて尻込みをしていたことでしょう。更に、もし誰かが医療の専門家にドベイキー博士は何で有名なのかと聞いていたら、博士がbypassologist（心臓バイパス専門医）であると分かったことでしょう。

診断医（*Diagnosticians*）

診断医はどこが悪いのかを見つけ出す医師です。優秀な診断医は問題を解決するために患者と多くの時間を費やし、思いやりの心を持った聞き上手な人です。手術など手技を専門とする医師に関しては心の温かな性格と質の高い治療との間に相関関係が見られませんが、診断し病状を管理するのはまた別の技術です。質の高い診断医は心優しい振る舞いと親しみやすい診察態度とが特徴的です。良い診断医を見つけるには色々と探さなければなりません。病院の従業員に聞けば誰が良いか教えてもらえることもあります。

加入している健康保険によっては選択肢が限られていて、適切な医師を見つけるのが難しい場合もあります。確実な方法は実際に医師と会って相性が良いか確かめることです。医者が話を十分に聞いてくれないと患者が訴えるときは、地元での評判が良くないことを私も聞いて知っている医師であることが多いです。否定的な評価がある場合というのは、質も良くないという場合が多いです（zocdoc.comやyelp.comに投稿されたオンライン・レビューは手術など手技を専門とする医師の技術的な品質についてはあてになりませんが、どの診断医が良いか、どの病院が優れたサービス文化を持っているかの判断に際しては頼りになります。もちろん、レビュー数が少ない評価は信頼できない可能性がありますが、数百のレビューに基づくものならば信頼できるでしょう）。

もし診断医があなたの話を聞いてくれなかったら、聞いてくれる医師が見つかるまで医師探しを続けましょう。研究によれば、典型的な診察では診療を開始して平均8秒後には話を遮られています。だからといって必ずしも医師が悪人だというわけではありません。医師が話を遮るのは何らかの理由があるからなのです。私たち医師は「患者の病気」を解決するために「具体的な症状」をまとめるように訓練されています。具体的な症状とは患者が話している間に私たちが書き留めているものです。例えば、発熱、嘔吐、右上腹部の痛み（胆石を即時に診断する際の特徴的な3つの症状）などです。具体的な症状とは教科書で調べることができて、すぐに理解できる用語です。私たち医師は、そうした用語のリストを抽出し、まとめて、1つの診断という答えを見つけ出すように訓練されています。効率的にするための手段として患者の疾患を一連の具体的な症状に単純化することもあります。逆に言えば、私たち医師は「あいまいな症状」ではどちらかというと満足しないのです。患者が「疲れている」とか「不調」であると訴えても、私たち医師は無視するかもしれません。率直に言って、そういう言葉は私たちが進める診断のアルゴリズムにフィットしないということと、私たち医師は教科書通りの進め方をしたいからなのです。症状がもっともらしい医学的説明と一致しない場合には諦めてしまいたくなります。あいまいな症状によって症例を判断するのはフラストレーションですが、特に時間内にますます多くの患者を診察しなければならなくなっている状況ではそうなのです。

私の場合、患者には10分から15分間、あらゆることを話してもらうようにしています。正直に言いますと苦痛なこともあります。特に忙しい一日の真只中、義理の兄弟のいとこが考えていることが問題の原因だとか、この病気のために飼い犬もどれだけ迷惑を被っているかとか、患者が延々と話すのを聞くのは苦痛なこともあります。しかし、患者が祖母と一緒にテレビをどういう風に見ていたかといった冗長な説明の中に医学的に意味のある何かを発見することはよくあります。「それから、しばしば食後にソファに座っていると右側が痛くなるのです」といったちょっとしたヒントが胆嚢に問題のあることの微妙な手がかりになることがあります。これこそが、リスニングスキルが丁寧な診察というだけでなく優れた診断に直接つながってくる理由なのです。それがあって初めて、医者は能力のある病気の探究者となることができるのです。国内最高峰の病院で私が知っている最も優秀な診断医というのは皆最高の聞き手です。

車を買うときには、知り合いで車に詳しい人に意見を求めることはあるでしょう。セカンド・オピニオンです。重大な病気であればなおさら、別の診断医にも相談してセカンド・オピニオンを得ることを私は強く推奨します。一般的に、患者は遠慮してセカンド・オピニオンを求めないものです。それは失礼だと考える患者もいますし、金銭的負担から取得をためらうこともあります。健康保険では費用が負担されませんし、予定を入れるのが難しい場合もあります。しかし、重大な場合、例えば大きな手術を受けるときとか、治療の選択肢が多いときとか、診断のつかない難しい病状などの場合には聞く価値があります。私の患者には勧めていますし、時には患者に代わって私の同僚たちに症例検討を依頼することもあります。保険会社がセカンド・オピニオンを許可しないというのは、その意味は保険からはお金が払われないという意味です。患者がセカンド・オピニオン取得の権利を行使することは合法的なことです。私たちは自由の国に住んでいて、そこに民間医療保険制度があるのです。誰でも、いつでも、米国のどんな医師でもアポイントメントをとって、自分のお金で相談することができるのです。自分の診療記録や画像を持参して、検査をやり直す必要がなければ、相談料として自己負担する額は高くても1200ドルから400ドル程度でしょう。追加検査を勧められたら、得られる追加的メリットは何かと確認しましょう。不要の場合があるからです。私たち医師は一般的に保険が効くものと想定していますので、つい検査を指示しがちなのです。もし医師が費用は患者の自己負担だと知っていれば、もっと抑制します。

アメリカでは病院に入院していてもセカンド・オピニオンは常に取ることができます。自らの健康が危機に瀕しているとき、イチかバチかで人生や健康を賭けるようなことはしないでください。車を買う時でさえイチかバチかの賭けなどしないでしょう。

肝心なこと

国王の手術から得られる教訓は、特定の手術や病状に関する経験こそが偉大な称号や名誉、勲章よりも優るということです。手術を受けるのに相応しい医師を見つけようと思ったら、その医師が必ずしも部門の長であったり最も学術的な栄誉を受けている医師であったりする必要はありません。あなたが抱えている特定の病状を治療するのに最も経験のある人物が望ましいのです。

例えば、股関節手術が必要な場合には、股関節手術に多くの経験を持つ外科医を選びましょう。私だったら、年間で合計500例の整形外科手術を行うけれど股関節手術はそのうちの10例だけという整形外科医よりも、年間100例の股関節手術を行う整形外科医を選びます。こうした情報はどうしたら得られるかというと、答はシンプルです。聞くことです。他のどんな選別手段よりも当を得ているのは、「この症例について、この医師は年間で何例を診ていますか?」という質問です。医師が特定の手術を何例行っているか開示することを禁じる法律はありません。医師がデータを開示できない、またはしようとしない場合、あるいは質問に対して口ごもる場合は、おそらく何か具合が悪いことがあるのです。評価が高く、何度も同じ手術を繰り返し実施していて、しかも結果も良好という医師ならば、まずほとんどの場合でこれから手術を受けようかという患者には喜んでこうした質問に答えるものです。

逆に、もし私が探しているのが診断医ならば思いやりのある聞き手を求めます。私に話をさせてくれる人。そしてやはり、私と同じ病気を数多く扱った経験のある医師を求めます。同様に、薬よりも共感が必要な場合には患者への接し方が良い医師、言葉で癒すことのできる医師というのを重要視します。大概の場合でこうした医師を見つける唯一の方法は周囲の人（特に医療スタッフ）に聞いて回るか、シンプルにその医師と会い、お互いの相性が良いかを確認してみることです。

ヘルスケアは産業としてますますユニークな研究分野となりつつあります。医学的な知見が広がるにつれて、手術はますます超専門分化されてきています。眼科の手術を例にとってみましょう。現在、一部の眼科医は、網膜、角膜、または水晶体、それぞれの手術のみを専門とするようになっています。私はかつてその存在すら知らなかった、目のごく一部分のみの手術を専門とする医師に会ったことがあります。その医師と出会えた非常に幸運な患者は、最高品質の手術を受けて高い確率で視力を取り戻すことでしょう。

統計データを強く求める

病院は毎年様々な手術をそれぞれ何例実施しているか、統計データという宝物を持ちながら何もせずそのままにしています。もし医療機関が透明性を有していたら、人々が自分の治療を選択する際に利用できるように、できれば簡単にアクセス可能なウェブ上に情報が公開されているでしょう。病院の治療成績、文化スコア、合併症による再入院などのデータとともに、こうした情報によって医療における自由市場の原理が働いていたことでしょう。私たちは消費者を欺くような自由市場は望みませんし、看板や、御影石でできたロビー、駐車場の使いやすさなどだけに競争原理の働きが許されているような自由市場も望んでいません。保険会社は品質の選択については完全に契約者任せにしています。彼らにとっては、どこが一番安いかということだけが問題なのです。データが公表されていない状況では競争は相変わらず本質的ではない事柄についてだけという状態が今後も続き、結果として医療消費者も保険者もフラストレーションが溜まるのです。

消費者は、ユーザー・フレンドリーで理解しやすい、質の良いデータに飢えています。ある大規模な研究で分かったことですが、健康保険を選ぶ際の人々の最大の関心事は提供される医療の品質でした。それは、コストだとか、選ぶことのできる医師の範囲、保険給付の範囲などよりもはるかに上回っていました。[1] 企業や保険会社もまた、従業員・契約者が最高の医師や医療機関を見つけるのを積極的に支援することで、企業や保険会社自身にとっても利益になると分かるでしょう。長期間にわたることなので、健康でいれば費用的にも安くつくのです。

ミネソタ州やマサチューセッツ州等いくつかの州では、患者がどの医療機関に行けばよいか決めるのに利用できるよう、手術の種類ごとに病院に対して1年間の手術数を公表するよう病院に求め始めています。それでも、医療を求める大多数の人々にとっては、こうしたデータを見つけること自体が依然として非常に難しかったり不可能だったりという状況が続いています。病院には統計データを収集するインセンティブがないためにデータが集められていなかったり、あるいはデータは集められていても秘密のままだったりするのです。ガイドラインや監視がしっかりされていなければ、報告されたデータも改竄されているかもしれません。理由はともかく、病院の症例数は普通には一般に公開されていないのです。もし公開されていたら、医療を選ぶ際にもっと多くの情報を利用することができたでしょう。患者の権利に関する法律を定めている州も一部にはあります。この種の情報にアクセスできることは医療を利用する誰にとっても基本的な権利と見なされるべきです。

第7章 アウトカムが持つ力を活用する

質の良い治療を受けるのは、医療に詳しい人でさえもまごついてしまいそうな迷路を進むようなもので、とても難しいものです。誰でもいつかは医者を選ばなければならない場面に直面しますが、賢い選択をするために必要な情報を持っている人はほとんどいません。毎年、雑誌には「ベスト・ホスピタル」といったリストが掲載されますが、実はこうしたリストは不十分な情報に基づいて作られ、しかも偏向している傾向があります。リストが病院の自薦に基づいていることもあることを大抵の人は知りませんし、雑誌の中には病院の選別基準がハッキリしないものもあります。人気のある雑誌は最近の風評やトレンドを把握するのは得意ですが、時間をかけた調査を行って病院を評価するのはそれほど得意ではありません。

1895年にアーネスト・アモリー・コッドマン博士はハーバード大学のメディカル・スクールを卒

業し、ハーバード大学マサチューセッツ総合病院のインターンになりました。そこで彼は、医療の専門家が治療後の患者の状況であるアウトカムを追跡していなかったり、将来の医療ミスを防ぐために自らの失敗を公にして議論することもしていなかったりという現実を見て、大変驚きました。怒りに燃え、博士は共通する同じミスで被害を受けた患者を次々と観察しました。技術的に優れた整形外科医であった博士は後にハーバード大学に招聘され、骨肉腫の分野で注目される業績を上げました（軟骨の「コッドマン腫瘍」は今日でも医学の教科書に出てきます）。癌を専門とする外科医として並外れた存在であった博士は、もし標準化された方法で患者の治療結果から学ぶことができたならば、医師はもっと多くの人命を救うことができるはずだと信じていました。コッドマン博士は死亡症例検討会（Morbidity and Mortality, M&M）と呼ばれる国内初の内部ピアレビュー会議を開始しました。ロビー活動も熱心に行い、病院は全ての患者の最終結果までを追跡すべきであるし、記録簿を整備して医師が以前の患者から学ぶことができるようにもすべきであると訴えました。彼は次のように書いています。「常識的に考えて、全ての病院は治療する全ての患者に関して、その治療が成功だったかどうか判断するのに十分な長さの期間フォローし、〝もし成功ではなかったとしたら、それは何故なのか？〟と、将来的に同じ失敗が生じないように探求しなければならない」[1]

しかし、患者の治療結果を追跡するという彼のアイデアはハーバードでは歓迎されませんでした。彼は、医師の採用を縁故ではなく功績に基づくものとすることや、外科医の能力をピアレビューによって評価することも提案しましたが、これらには医師たちから激しい反発を受けました。こうして全国的な高い名声にもかかわらず、コッドマン博士は離職するように圧力をかけられて最終的にはハーバードから放逐されてしまいました。

それでも決意は固く、コッドマン博士は自ら病院を立ち上げて「最終結果病院」(the End Result Hospital) と名付けたのです。そこで彼は患者ごとにカードを作成し、既往歴、現在の病状、どんな治療がなされたか、そして最終的な結果はどうだったかを記録していきました。最も重要なことは、このカードには医療ミスや治療の過程で学んだ教訓を記録したことです。コッドマン博士は隠すことなく、彼の病院に入院した数百人の患者のうち3分の1は医療ミスで苦しんでいたという事実を明らかにしました。これは当時のアメリカの医療で平均的な数字であると彼は信じていました。得られた教訓を記録したものは、スタッフがより安全な治療ができるようにするための教育ツールとなりました。彼はまた、得られた教訓は医師であれば誰もが利用できるようにすべきであり、病院全体の患者の治療結果に関する情報も一般に公開されるべきであると信じていました。

医療をより良いものにしようとするコッドマン博士のアイデアは先進的な考えを持つ医療界のリーダーたちの目にも留まりました。コッドマン博士はフィラデルフィアの婦人科医であったエドワード・マーティン博士とともに米国外科学会の設立に尽力しました。その後すぐに、コッドマン博士は国による認定制度のための病院標準化プログラムを主導し、その後、全国で最初の骨腫瘍登録をスタートさせました。しかし、患者の治療成績を大規模に追跡調査しようとするコッドマン博士の努力には、政治的にも、また、実行する上でも障壁がありました。彼が時代に先行していたため、医療界は彼が行おうとしていた革新的取り組みに抵抗したのです。その結果、コッドマン博士による運動は短命で終わり、その後、医療は基本的に秘密主義の産業として続くことになりました。皮肉にも、マサチューセッツ総合病院に新しく設立されたハーバード大学の治療結果に関する研究センターは、拒絶された先駆者にちなんで「外科手術における臨床効果研究のためのコッドマン・センター」（Codman Center for Clinical Effectiveness in Surgery）と呼ばれています。

歴史的に見てもこれまでは、誰が最高の医師で誰が最悪の医師かといった情報は医師が集まった場所か非公開で行われるリスク・マネジメントの会場でしか聞かれないものでした。しかし、今の自己満足体制を揺るがす新しい世代の成果測定手法が出きてきています。

例えば、医療品質の新たな指標である90日以内の再入院率を例にとってみましょう。歴史上初めてコンピュータで再入院の患者を追跡することができるようになりました。これまでは異なる医療機関のコンピュータ・システムが相互に「接続をする」ことができなかったために計算不可能だったものです。従来は病院Aを退院して病院Bに再入院した患者は、病院Aでは合併症は発症していないとカウントされてきました。現在では、こうした患者は全てデータベースに取り込まれ、病状ごと病院ごとに再入院率が計算されます（内部的には業界用語で「バウンスバック」と呼ばれています）。病気ごとの平均入院日数と併せて、患者はどの病院の成績が良いか、どの病院は退院後ケアの指導を十分にしないままに患者を短期間で追い出しているか分かるのです。

再入院率を抑制するために、一部の病院では退院支援計画を考案して、退院する全ての患者に服用する薬の一覧表と服用方法とを記載した指示シートを提供するようになりました。患者の回復を支援するためのFAQ（よくある質問リスト）も作成して加えました。患者は自宅で何か問題が発生した場合に備えてホットラインの電話番号も教えてもらって退院します。そして、病院を出る前には、看護師から今後数日間に起きる可能性のある事柄の説明を受け、どんな症状なら正常で、どんな症状が異常か、また、どんな症状だったら病院に電話して指示を求めた方が良いか、それとも、すぐに救急に駆け込むべきなのはどんな時かと教えられました。このシンプルな退院支援のための指示書だけでも革命的だと考えられました。

もし再入院率が病院や保険会社だけの秘密ではなく完全に公表されていれば、広く社会全体に好影響を与えるものとして医療体制全体に反響を呼ぶでしょう。全国平均との比較で個々の病院における90日内の再入院率が病気別に公表されたら、これも医療の質に革命をもたらす強力な成績評価数値となるかもしれません。

治療成績を正確に評価することは、破綻した医療体制を修復する出発点として長い間医療制度改革における究極の理想でした。誰もが治療成績のデータを望みながら、誰もどうすれば良いか分からないようです。ハーバード・ビジネス・スクールの指導的な医療経済学者であるマイケル・ポーターは、医療のこれまでのビジネス・モデルの問題は価値ではなくコストの競争になっていることだと述べています。コストも価値も、共に結果との関係でのみ評価できるものです。ポーターのこの提言は民主・共和両党の政治家から広く支持されてきましたが、それでも現実はほとんど何も変わっていません。

経済学者も政治家も同じように、医療制度改革は治療結果の評価から始める必要があると言っています。しかし、そうした人たちがこれを求めることに躊躇するのは、治療結果を評価する科学が未熟だからです。そもそもアウトカムが「良い」とか「悪い」とか言っても、その統一された定義など無いのです。手術は成功だったかもしれないが、仮にその後で患者が死亡した場合、手術より前の治療が悪かったということになるのでしょうか？　もう1つは、治療結果をチェックすることが困難なことです。医師が報告するアウトカムは、どんな研究を見てもバイアスがかかっていることで知られています。例えば、「私は、記憶する限り合併症を併発させたことなどない」等。3つ目に、独立したアウトカム監視機構の設置には費用がかかることです。病院は手術で複数の合併症を併発させたときの方が、合併症を併発させないときよりも多くの収入を得るのです。従って、病院には予防や監視に投資する金銭的インセンティブがありません。そんなことをしたところで結果は不名誉なこととなって、マスコミにも叩かれ（問題があると認めることになるので）、余計な仕事を背負い込むことになるからです。最後に、アウトカムには患者の状態がどれだけ複雑であるかが考慮に入れられていないことが多くあります。私たち医師は自分のパフォーマンスが評価される際に不当に雑な基準が使われていたら当然怒ります。当然のことですが、個々の患者固有のリスクや病状の複雑さを考慮しない基準は一部の医師にリスクの高い患者への治療をしり込みさせる結果を生んでいます。

　長年にわたって医師はそうしたデータの収集に反対してきていますが、それというのもデータが誤って解釈されるとか患者が実際にどれほど深刻な病気であるかが適切に調整されないだとかが心配なのです。医療を実践している私たち全員が考えることは、治療成績を測る際には患者の状態の複雑さを考慮に入れなければならないということです。よりリスクの高い患者を引き受ける医師が、治療結果が他の医師より悪かったとしても非難されるべきではありません。逆もまた真なりで、健康な人ばかりを選り好みする医師が高く評価されるべきではありません。診療対象が主に高リスクで難しい状態にある患者ばかりの外科医の合併症発症率が高いことが誤解を招くこともあり得ます。データを微妙に加工しようとするなど間違ったインセンティブを生み出すかもしれません（実際にそうしたことが以前ありました）。このジレンマが、これまで何十年にもわたって医療制度改革を停滞させるとともに、政策立案者たちを悩ませてきたのです。これまでは。

新しい世代の医師たちがこの課題への取り組みを強化してきています。彼らは仲間や専門の診療科の学会と連携して、それぞれの専門分野に合わせて病院のパフォーマンスを測定する手法を作り出しています。私が属する外科領域では、アメリカ医療の現状を向上させようという意欲溢れる素晴らしい医師グループが、（原子爆弾を開発した）マンハッタン計画のような取り組みをスタートさせ、全国外科品質改善プログラムとして知られるものに着手しました。グループのメンバーの多くは１９８０年代に退役軍人の医療体制を研究していた人たちです。この時期、政府は当時評判が悪かった米国退役軍人省（VA）病院を全て閉鎖すると脅していました。シュクリ・クリ博士とその他の医師たちが、合併症の発症率を患者が持つ基礎疾患に応じて調整する複雑な数式を開発しました。[2] 彼らは合併症の厳密な定義を合意に基づいて作成するとともに、統計データが公正に収集される体制を作り上げました。このプログラムでは各病院がこの業務に専任する看護師を訓練し、患者ごとの治療結果とその患者固有のリスク・ファクターに関する主要な情報を収集させました。各患者の手術前の状況や重症度などを考慮に入れ、複雑な数式を用いて、少なくとも医師の観点から見て公正な比較ができるように調整しました。

こうして、糖尿病と心臓病を患う86歳の患者は、心臓病のみを患っている65歳とは異なった合併症の期待発症率を持つとみなされました。この公式は医師が重要だと思うものに加えて、統計学者が結果に影響を与えると考えるあらゆるものを考慮に入れています。この数学的モデルによって、退役軍人省病院全体では患者の治療成績は他の病院よりもはるかに悪かったものの、退役軍人である患者の重症度を考慮に入れて調整すると他の民間病院と変わらないことが分かりました。医師たちによって独自に開発された（現在はＵＣＬＡのクリフォード・コー博士とクリーブランド・クリニックのマイケル・ヘンダーソン博士によって監督されています）モデルはこれまでにないほどの信頼性を勝ち得ています。医師から高く評価されているとともに、米国で最大の外科学会である米国外科学会（American College of Surgeons, ＡＣＳ）でも採用され、病院間での患者治療成績の比較に用いられています。[3] 専門家集団を使って合併症の厳密なコンセンサスに基づく定義を作成して、アウトカムの測定方法に更なる磨きをかけました。専任の看護師には記録への完全なアクセス権が与えられ、患者とコンタクトを取り、症例をレビューし、合併症をデータベースに入力する権利も与えられました。

専任の看護士が治療結果のデータを収集するという手続きによって、データ収集におけるこれまでの落とし穴が回避されています。医師は自分の医療品質を誰かに評価されることを遠慮しがちであることを考えると、これができただけでも医療品質の分野では月面着陸にも相当する画期的なことです。専任の看護師がデータを詳細に調べ、カルテをスクリーニングし、検査結果をチェックし、そして合併症が出たか患者に確認するのです（合併症を報告するのが医師だけだった場合、過少報告によってデータは桁違いになる可能性があります）。

米国外科学会による方法は医師も公平であると合意した方法で治療成績を評価する初めてのものでした。胸部外科学会や、その他の強力な学会もこれに並行して続き、それぞれの専門分野に特有の手法を開発し、独立した公平な手法で全国的に治療成績に関する情報を収集しました。こうした様々な全国的

外科的合併症の発生率
（全国平均と比較した比率　病院単位）

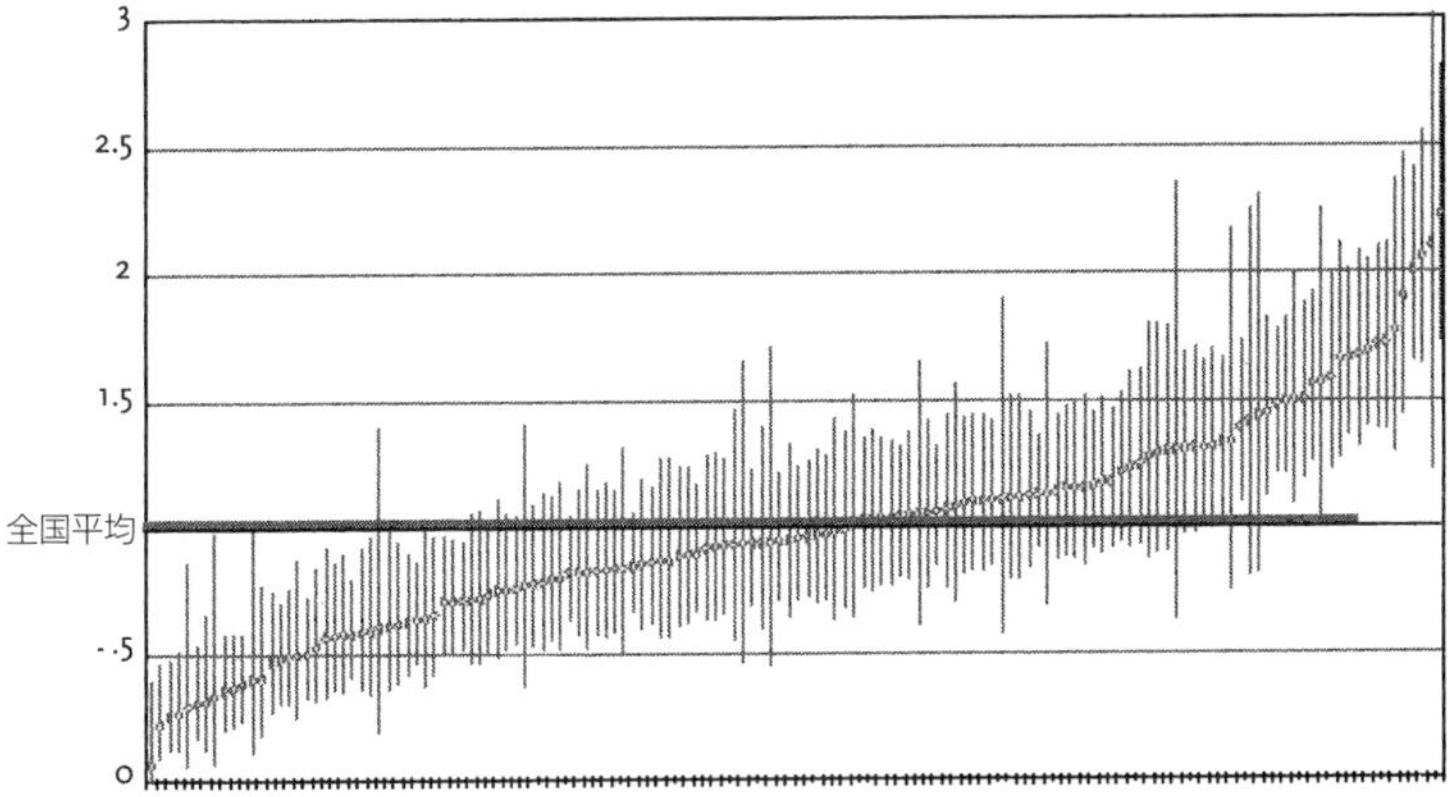

合併症スコアは、モデルから導かれる標準的な合併症発生率と観察された発生率との対比で算出される。Y軸は全国平均に対する比率で、いくつかの病院では全国平均と比べると２倍である。

登録制度によって医師に受け入れられる形で治療結果に関する情報収集がなされるようになり、参加病院に有意義な情報として返される結果、米国内だけでなく、近年では世界中に参加病院が広がっています。つまり、こうした全国的な登録制度が貴重な情報の宝庫となっているのです。

やっと治療成績を正確に評価する手法ができたのです！

しかし、一般の人々は利用できません。その情報は米国政府の金塊貯蔵庫があるフォート・ノックス陸軍基地よりも厳重に鍵がかけられて封印されているのです。医療機関が国民にそれを見せたくないのです。病院で使われている言葉ですが、「機微情報」と呼ばれて、病院名が削除された形でしか利用はできません。この結果、一部の病院の合併症発生率は他の病院の4～5倍あるとは言えますが、それがどの病院であるかは言うことができないのです。ここでは認められている範囲内のものを公開しています。グラフでは病院名を削除していますが、病院ごとにみた治療成績の幅を示しています。従業員調査結果の時と同様に、調査結果は劇的であると言うに留めます。また、従業員調査のデータの時と同様、ここで評価されている病院はどれも地域では一流の医療機関であり評価の高い病院です。

このグラフを言葉で表すと、一部の病院では平均的な合併症の発生率が他の病院と比べて圧倒的に高いことが、病院の規模、人口分布（都市か地方か）、患者の重症度などを調整した後でも言えるということです。アメリカの病院間の品質格差を示す初めての指標としてかなりの信頼度を持ち、品質評価の科学における画期的な出来事と言えます。非常に強力なツールであり、病院を冬眠から目覚めさせ、医療を更に良い安全なものにすることに真剣に取り組ませるものとなるでしょう。

この品質評価プログラムは現在数百に上る米国の病院で自主的に採用されています。透明性の精神に基づいて、いくつかの勇気ある革新的な病院では結果の一般公開を計画しています。こうした情報の一般公開に向けた市民からの声が高まれば流れは急速に拡大し、全ての病院が透明性の要求に対応するという2つ目の画期的な成果が得られるでしょう。

2つの調査、1つのパターン

米国外科学会による患者アウトカムのグラフが公開された時、ブライアン・セクストン博士と私は隣接する研究室で安全文化に関する調査の数値化に取り組んでいました。その結果を見るやいなや、私は

「ブライアン、ちょっと見て！」と叫んでいました。彼がやって来ると、私たち2人は驚いて目を見張りました。安全文化のデータは患者アウトカムのデータと瓜二つでした（次のグラフを参照）。2つのグラフをそっくり重ね合わせることもできるでしょう。まるで一方が他方を説明しているかのようでした。

個々の特定の質問項目のグラフも、例えば、「自分が病気になったら、あなたは自分が働いている病院で治療を受けたいと思いますか？」という質問に対するグラフも合併症のグラフと同じ分布を持っていました。「あなたが安全に関して懸念を持った時、経営陣はすぐに対応しますか？」の質問に対する平均的な従業員の回答も同様でした。後に分かったことですが、数学的にもグラフの傾きや範囲が非常に類似していました。それは私たちがどうしてもやりたかった研究であると同時に、結果には誰も驚かない研究でした。病院ごとの安全に対するスタンスと外科的合併症の発生率、それぞれの分布が完璧に類似しているのを見てください。

私自身の臨床経験とこうしたデータから、優れたチームワークと優れた安全文化とがミスを防ぎ、より質の高い医療の提供につながることが分かります。このことに同意しない医師に出会ったことはまだありません。同じことは医学以外の領域でも完全に当てはまるようです。ボブ・ヘルボルトが行ったマイクロソフトの従業員調査で、就業態度がパフォーマンスと相関していることを彼は発見しました[4]。同様に、公立学校の教師やフォーチュン500企業の管理スタッフの文化についてもし調べてみたら、コミュニケーションも良好で職場環境は良いと答えている人は職場環境が良いことの結果として、より良い成果を上げているに違いありません。さらに、公立学校や企業のパフォーマンス・データは医療分野における同様のデータよりもまず疑いなく簡単に入手できるでしょう。

病院ごとに見た手術の安全文化

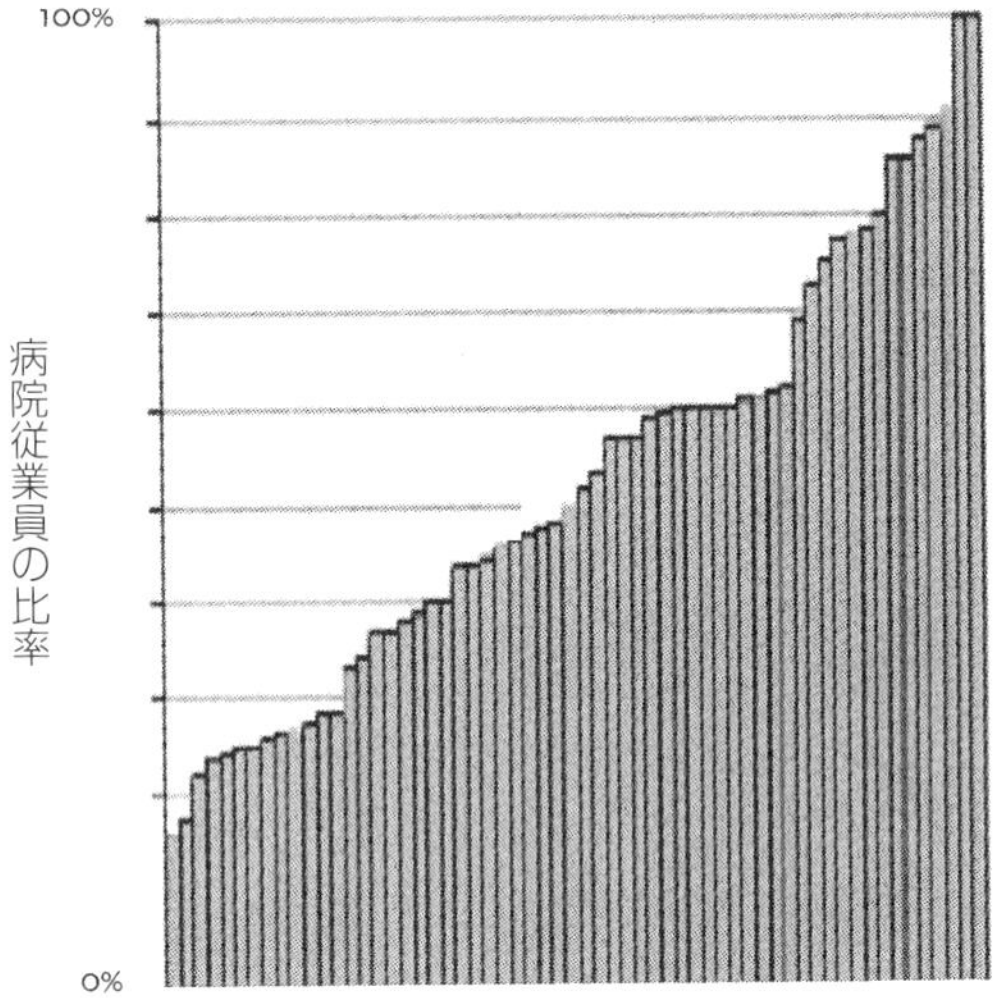

各々の棒は 1 つの病院を示します
* 良好な安全環境があると報告している従業員の割合

外科的合併症の発生率

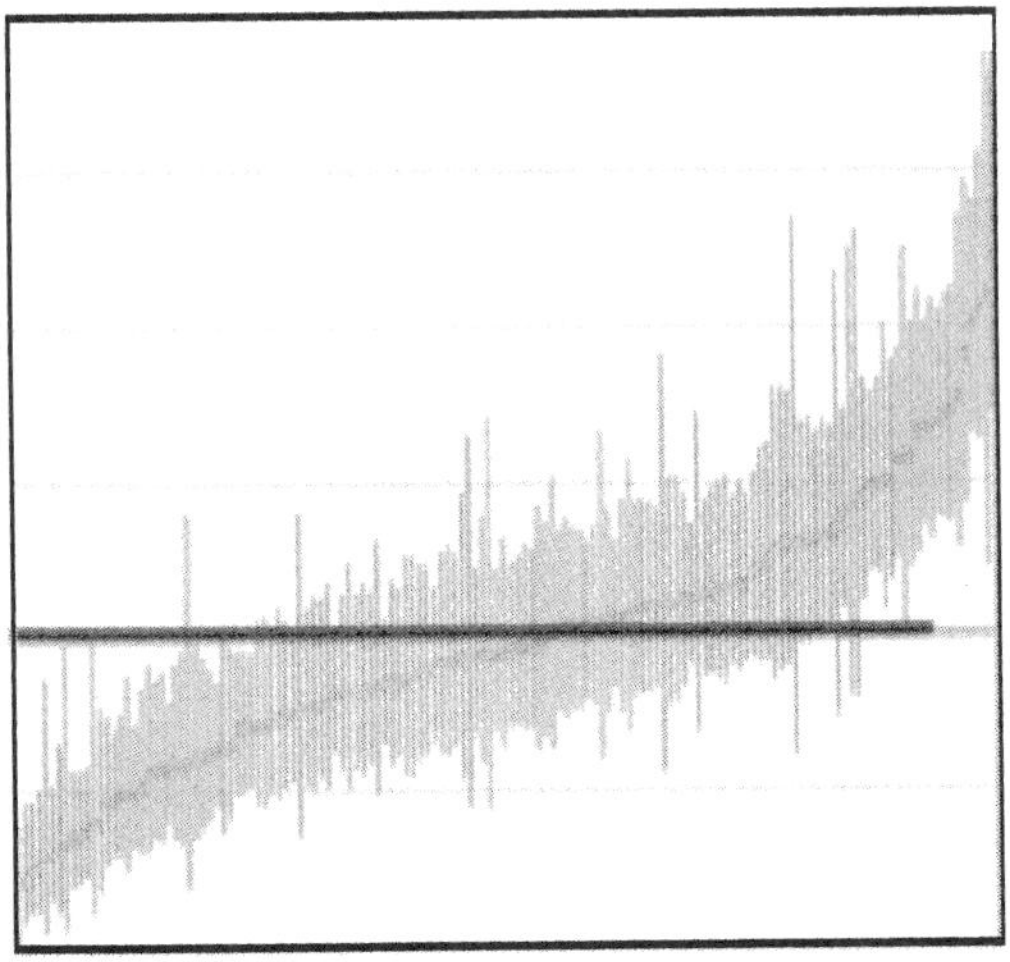

今では全世界で数百の病院が安全に対する考え方についてのアンケートを利用しています。各々の病院の点数は雄弁に物語っていて、全体的な医療の質だけでなく医療ミスも予測するものとなっています。病院の名前が公表されれば革新的なのですが。同時に補足説明が必要です。全ての点数は単にその時点での姿を切り取ったものであって、利用して役に立つためにはリアルタイムで常に最新情報にアップデートする必要があります。それでも、このレベルでの情報公開があれば全国で医療機関の質は確実に画期的な向上を示すでしょう。心臓バイパス手術における死亡率の公表がニューヨーク州での手術に革命をもたらしたように、地域の1つひとつの病院での標準的な股関節手術における合併症の発症率が分かるようになれば革命的でしょう。

透明性と説明責任とは、政府であれ企業であれ、何かがうまく機能するために必要で重要な価値観です。人々はウォール街とワシントンに透明性を求めることを学んできました。病院にも同じように求める必要があるのです。

第2部

ワイルド・ウェスト

第8章 障害のある医師

前書きに書きましたが、私が驚いた話に話題を戻したいと思います。外科医で溢れた講堂で聴衆の1人として私は座っていました。ハーバード大学の名高い外科医ルシアン・リープ博士が聴衆に向かって、医療をやらせるには危険すぎると思う医師が同僚にいるかと尋ねた時です。聴衆として参加していた医師全員が手を上げました。リープ博士の質問に考えを巡らせながら、ホダッドとシュレックの顔が私の脳裏に浮かびました。一緒に働いたことのある不適格な外科医として私自身が経験している例です。全員が手を挙げたことには驚きましたが、ざっと見積もって、その場にいた聴衆が知っている医師だけでも約3、000人の医療ミスを犯す医師がいることになると見積もりました。

酷い医療を目撃した経験があるのは私1人ではないということは明らかでした。聴衆が一致した反応を示すのに圧倒されて、私は戸惑いながら席に座っていました。実際、リープ博士の質問に対して私の挙手が一瞬遅いのを見て、隣の席にいた年長の外科医が手を高く上げながら驚いて私を見て言いました。

「おい、君は誰もそういう人を知らないのか？」

「少なくとも1人は思い浮かぶ」と呟いて、遅れて手を挙げました。

さらに考えて思いましたが、これは常軌を逸しています。これらの危険な医師の1人ひとりが一般の医師と同様に恐らく毎年何百人もの患者を診察していることを思い浮かべました。危険な医師に遭遇する患者の数は、この場にいる聴衆が危険と知っている医師に限定しても数十万人になります。そうした患者のために立ち上がる人はいないのだろうか？と思いました。患者は自分を診察してくれている医師が問題のある医師であることなど知る由もないのです。

リープ博士の話が隠された依存症やその他の一般的な問題についての話に進むのを聞き、彼が問題にしているのは単に技術や判断能力が低い医師だけではないことに気付きました。これらはまったく別の問題なのでした。彼は依存症やその他の身体的および精神的障害のある医師について話しているのでした。障害を抱えた医師の問題が公衆衛生上の危機であると私が気付いたのは、この時です。もう少し計算してみました。仮に全米で100万人いる医師のうち、薬物やアルコールの乱用、その他の重大な問題など、深刻な障害を抱えている医師がわずか2％であったとしても（ほとんどの専門家が2％というのは推定値としては低いと言っています）、全米で2万人の医師が障害を抱えたまま医療を実践していることになります。そして、こうした医師の1人ひとりが普通の医師と同様に毎年500人の患者を診察していると仮定すると、1、000万人の人々が障害を抱えた医師の診察を毎年受診していることになります。

問題の深刻さに圧倒され、私は隣に座っている年配の外科医に、「少数の要注意人物が多くの人々に影響を与えているとしたら、どうすれば良いのでしょうか?」と尋ねました。

彼が微笑んで言ったのは、「州政府の医療委員会が、この問題に取り組んでいますよ」

当時、私は州の医療委員会がどのように専門家を監視しているのかについての知識はありませんでした。州の医療委員会の決定によってライセンスを失ったという話など聞いたことがなかったからです。州の医療委員会に関係する私の唯一の経験は、バージニア州、メリーランド州、およびコロンビア特別区で医師免許取得のために簡単な申請書を書いて出したことくらいでした。申請は15分ほどで完了し、運転免許証の取得と同じくらいに簡単なものでした。

もちろん、医師の大多数は困っている人を助けるために一生懸命働く善良な人間です。私が医者であるという理由だけで患者は私を信頼し、出会って数分もしないうちに私がメスで体を切っても許してくれます。さらに、私が医者であるという理由だけで、患者は心の最奥にある人生の秘密をも私に打ち明けてくれます—自分の配偶者にさえ決して言わないことも。ほとんどの医師は医師であることを大きな名誉であり、特権であり、他に類を見ない仕事であると考えていて、自分の母親や父親を診るように1人ひとりの患者を治療しようとしています。絶対にミスをしない医師はいませんが、彼らのほとんどは高い水準を維持している献身的なプロフェッショナルです。

それでも、正常な能力がひどく損なわれた医師や、酷い技術、危険な判断、下心のある動機、薬物乱用やその他の危険な問題を抱えた医師もいます。社会はこうしたことにもっと上手に対処出来るようにするべきであり、問題がまるでなかったかのように振る舞うべきではありません。医師は薬物も簡単に入手でき、ストレスの多い職業ですから、薬物乱用の問題を抱えた医師がいても不思議ではありません。実際、医師の間での深刻な薬物乱用と精神疾患の発生率は、同じような学歴や社会経済的地位を持つ他の職業よりも高くなっています。

ホプキンズで働く人間にとって、この問題は他人事ではありません。「アメリカ史上最も偉大な医師は誰ですか?」と聞かれたら、医師ならば誰でもが20世紀初頭の同時代人であったウイリアム・ハルステッドかウイリアム・オスラーの名前を上げるでしょう。2人ともジョンズ・ホプキンズ病院の創設メンバーで、それぞれ、中心となる外科医、および総合的な診療医でした。

ハルステッドは多くの人々から米国外科手術の父と見なされています。安全な手術という概念を普及させるとともに、多くの手術手法を考案し、米国にレジデント研修医の制度を導入しました。初代手術部門長として、乳がん患者に対する初めてで画期的な乳房切除術など多くの第1号手術や、手術用手袋の導入などが彼の功績によるものとされています。それより前は、医師は素手で手術をしていたのです。ハルステッド・クランプ（止血鉗子）は、今でも世界中ほぼ全ての手術室で使用されています。

ニューヨークの外科医として患者の手術時の痛みを和らげる方法を見つけようと必死になっている時、ハルステッド博士は自分自身（および彼の同僚）を実験台としてコカインを麻酔薬として試していました。自分を対象として実験する方が、はるかに悪い状態にある患者をリスク評価の実験対象として行うよりも倫理的であると考えたのです。実験はうまくいきました。エーテルと併せて医療用コカインは麻酔学と外科手術の両分野の推進に寄与し、より革新的な手術を行うことを可能にしました。

だからハルステッドは英雄でした。しかし、彼のコカインによる実験には影の側面もありました。ハルステッドと彼の同僚たちは全員が中毒になったのです。薬物依存症についてほとんど何も知られていなかった時代、ハルステッドはロードアイランド州の首都プロビデンスにあるバトラー療養所に目立たないように入院したのですが、そこで医師たちが行ったのは、治療として単純に彼の依存対象をコカインからモルヒネに変更することでした。退院はしましたがニューヨークでのキャリアは終わってしまい、ハルステッドは友人のウィリアム・ウェルチに合流して新しく開設されたジョンズ・ホプキンズ病院に移りました。ホプキンズでハルステッドはひっそりと、しかし秩序立ててアメリカの外科学に革命を起こすことになったのです。

ハルステッドは非常に高いレベルでの活動を続けましたので、ジョンズ・ホプキンズの外科部門を率いていた長い年月、ずっと中毒患者であり続けた可能性が極めて高いとはなかなか信じ難いことです。しかし、そう思わせることがいくつかあります。彼は手術室を中座しなければならないことが時々あり、しばらく病院を不在にすることもしばしばだったのです。「ジョンズ・ホプキンズ病院の隠された歴史」として出版された日記の中で、ハルステッドの同僚だったウイリアム・オスラー卿は彼が「激しい悪寒の状態」にあるのを見つけて、まだ中毒患者であると気付いたと書き残しています。ハルステッドは1922年に重度のモルヒネ中毒患者として亡くなりましたが、それでも今も世界中の外科医の間で英雄となっています。

多くの医師と同様に、私も同僚の薬物乱用を見たり聞いたりしてきました。私がまだ学生としてマサチューセッツ総合病院で働いていた時、チーフレジデントがカリウムを自らに注射して自殺しました。カリウムはどの病棟にもある液剤です。私のキャリアを通して、明らかに麻薬でだめになった医師を何人も知っています。私自身も研修期間を終えた後、教員の仕事を始めるまでのつかの間、家族や友人たちともっとたくさんの時間を共にして夏を楽しめれば素敵だろうということだけを期待して夏休みを取りました。その夏、仕事から離れて初めて自分が途方もなく消耗しきって虚脱状態にあったこと、しかもそのことを自分でも分からなかったことに気付きました。職場から離れて初めて気付いたのです。

権威ある雑誌アーカイブズ・オブ・インターナル・メディシンに掲載された2009年の調査によると、医師の31％が消耗しきっていて、51％が子供たちには医師という職業を勧めないということでした。[1]これは相当なストレスです。チャールズ・バルク博士とジュリー・フライシュラグ博士とによって8、000人にのぼる米国の外科医に生活に関する詳細な質問をした別の研究では、40％以上が燃え尽き症候群にあり、30％がうつ症状について陽性と判定され、28％が精神的生活の質が一般人の平均よりも下回っていることが報告されています。[2]こうした結果を聞いたとき、10分間で悲しみの全ての段階（拒否、怒り、交渉、落胆、受容）が私の心の中をよぎりました。偉大なハルステッド博士でさえ何とかやっていくことに苦労したのであれば、今日の複雑な医療制度の中で当時以上のストレスにさらされている限り、多くの苦労が今日の医療分野には存在すると考えるのが自然でしょう。障害のある医師という問題の深刻度合を最初に推定した際には、医師の2％が障害を抱えていると見積もりました。しかし、ハルステッドの人生と、私の経験をベースに考えると、2％というのは実際よりもかなり少ないと私も思います。

リープ博士が見つけた原理は、医師は誰でも臨床を実践するには危なすぎる医師を、少なくとも1人知っているというものです。博士はそのことを何十回となく行った彼の講義で、いつも全員一致の挙手で証明しました。リープ博士の講演会が終わった後、私は聴衆としてその場にいた他の医師たちに、知っている障害のある医師について聞かせて欲しいと話しかけました。すると医師たちは恐ろしい話を次々と聞かせてくれました。彼らがそうした話をとても流暢に喜色満面で含み笑いをしながら話してくれたところをみると、明らかにこれまでに何度も話したことなのでしょう。周りに集まった他の医師たちも、自分の知っている例をあげて熱心に横から口をはさみ込んでくるのでした。そうしたおしゃべりが盛り上がって、誰が一番クレイジーな医師と一緒に働いたことがあるかを競うコンテストのようになった感さえありました。家に電話して、同じ医師である父にも聞いてみました。父もそうした例を知っていて、今にも延々と話し始めるところでした。面白くなって、私は出会った全ての医師に、あらゆる専門分野で、許されない行為の事例を聞きまくりました。誰もが1つ、2つ、3つと、そんな話を抱えていました。

リープ博士の講演から数日たって、私はニュー・ジャージー州にある高名な病院で心臓血管麻酔専門医として働いている親友とばったり出くわしました。私は彼に、あの魔法の質問をしました。臨床行為をしてはいけない危険な医者を知っていますか?私が質問を終えるよりも早く、彼は勤務している有名な心臓専門病院にいる4人の心臓外科医の1人について話し始めました。この外科医は通常のバイパス手術中に6人連続して患者が亡くなったのです。死亡しなかった直近10人の患者に対する手術の半数では、通常よりも手術時間が数時間も長くかかり、しばしば患者は人工心肺を外した後、もう一度人工心肺に戻す必要があったそうです。

ある時、この悪名高い外科医が6人の死者を出した直後、私の友人が彼の手術で麻酔を担当していました。手術室看護師や技師などが全員いる前で、まだ麻酔が効いてくる前の患者が私の友人に向かって「私の手術をする先生は優秀な先生ですか？」と聞いたそうです。手術室のスタッフは目が飛び出るほどに凍りつきました。彼らは私の友人をじっと見つめ、彼がこのストレートな質問にどう対応するか注視したのです。友人は「彼はこの病院の優秀な心臓外科医上位4人のうちの1人です」と笑顔で伝えたそうです。私の友人にとって幸運だったことは、患者が「それでは、ここには全員では何人の心臓外科医がいるのですか？」と重ねて尋ねなかったことです。

手術を前にした患者の不安を取り除こうとする一方で、危険な医師についての実態を知っていることは全ての医療従事者が知りすぎるほど知っているジレンマです。私が友人に、この外科医のことを誰かに報告しようと考えたことはあるかと尋ねたら、彼は笑って、「誰に？」と聞き返されました。

病院経営陣は、この若い心臓外科医を気に入っていました。死ぬほど収益を上げてくれていましたから（文字通り「死ぬほど」という駄洒落は許してください）。先輩医師たちはグループの最年少メンバーである彼を大切に守っていました。結局のところ、彼は週末にそうした医師に入って来る仕事のほとんどを引き受けていたのです。彼は他の医師たちの休日シフトをカバーし、彼らのために肥満患者の手術も担当するなど先輩医師たちがやりたくないことは何でも喜んで引き受けていました。彼らは、ピアレビュー会議で若い医師の合併症が議論されるたびに患者の死は仕方のない患者の病状によるものであると述べるなど、若い医師を途方もなく寛大に見るのでした（そうです、彼らは被害者を非難するものなのです）。「患者は喫煙者でした」「患者の腎臓はそもそも悪かったに違いない」「動脈の石灰化したプラークによって縫合が格段に困難だった」私の友人は、会議で示されたこれら全ての言い訳に耳を傾けました。ピアレビュー会議にも出席して外科医と毎日仕事をしなければならなかった麻酔専門医として、彼は口を閉ざすことに決めたのでした。

こうした内部者によるピアレビューというのはスターリン政権下でのロシア議会と類似点があります。どんなに議論があったとしても、結果は予め分かっています。こうした内部ピアレビュー会議では複雑なケースは2~3分の内容に偏った形で圧縮され、徹底的な質問をしようと思うような医師は、もし本当に同僚に挑戦したら高い代償を払うことになることをよく知っています。多くの医療のプロフェッショナルと同様、私の友人は所属する部門の安全文化が好きではありませんでしたが、彼はバカでもありませんでした。内部告発をしても彼のキャリアを傷つけるだけでなく、意味のある変革は成し遂げられないことを知っていました。私が働いたことのある組織の多くで医療レベルが標準以下の医師に勇敢に挑戦する医師も稀にはいましたが、その後、組織内で政治的な大打撃を受けるのを見てきました。遠慮なく意見を述べる医師が、そこで権力を握っている「上層部の」医師からの圧力によって病院を去るのを見たこともあります。医師ははっきりと意見を言うべきだと言うのは簡単ですが、多すぎる仕事を抱えながら複雑な手術を行うだけでも十分にストレスがあります。職場での同僚同士の対立に関しては、私たちの持つ生存本能が中立という逃げ場に退却するようにと誘導するのです。仲間からの怒りや恨みなど要らないのです。

時おり病院は声を上げた医師を解雇することで、広く医療界全体に対して同調しろという強力なメッセージを送ります。この本を書いている間も、医療機関から解雇された内部告発者をまた1人知りました。キラン・サガー、65歳の高名な心臓専門医です。心臓のエコー(超音波)検査の読影で何百人もの医師を教育した、ウィスコンシン州で最初の女性心臓専門医の1人です。彼女が情熱を注いで研究していた問題は、アメリカの多くの病院で見られた心臓超音波検査における誤読影という問題でした。彼女が自分の所属する病院で行われている検査を公式に調査したところ、心エコー図の読影の質が読影する医師によって大きくバラつきのあることが分かりました。彼女は全国心臓病学会で心エコーでの読影の29％が間違っているとプレゼンしました。心エコーを解釈するためのより標準化された手法を開発して、重要な心臓検査での誤読影を防ぐための品質管理メカニズムの創設に着手すべきであると提案して彼女はプレゼンを締めくくりました。重要な医学的問題に注意を向けたこの愛国者は、患者の擁護者としてその功績を報われただろうと人は思うでしょう。ところが、まったく逆のことが起きました。長く著名な経歴にもかかわらず、彼女は勤務する病院（ミルウォーキーにあるオーロラ・セント・ルークス・メディカル・センター）から即刻解雇されたのです。[3]悲劇的なのは、彼女の研究を巡る解雇が広く注目を集めたことで世界中の医療専門家にもう1つの衝撃を与えることとなったのです。医療ビジネスの暗部をさらすと自分自身のキャリアを危険にさらすぞと。

医師や看護師たちは無謀な医師に気付いてはいても、それをどうこうするのはとても大変なことなのです。仲間内で無能な人間がいても、それを外部には言わないことが医療界における文化の一部として何世紀にもわたって続いています。監視体制が医療分野ではお粗末なのです。解雇されると病院経営に対してとんでもない行動や攻撃的な行動をとるので、私がこれまでに働いたり教えたりした病院でも目にしたのは2回だけです。

全国にある医師会はどうでしょうか。彼らが同じ医師仲間を監視することができるでしょうか。私はいくつかの医師会や学会に属していますが、障害を抱えた医師への対処を狙った企画を耳にしたのは一度だけで、しかも、そうした運動が勢いを得たことはありません。色々な人に聞いて分かったことは、医師会や学会が医師に対してアクションを起こすのは州の医療委員会がアクションを起こした場合だけということでした。会員を増やし、年会費を徴収することに熱心な医師会は医師の監視については歴史的に消極的なのです（ＡＭＡ（米国医師会）は会員を増やそうと積極的な募集をかけていますが、現在では米国医師の15％までに会員数が減少しています。ちなみに、会費は年間４２０ドルです）。医師の監視はとても厄介な仕事なので、誰もやりたがらないのです。それでも会費未払い会員の監視だけは欠かさず、毎年数千ドルにも上る督促状の送付はしていますが。

では、アメリカで医療を監視しているのは誰でしょうか？ＦＤＡではありません――彼らは薬や医療機器を安全なものとして認可するところです。メディケアでもありません――彼らは高齢者医療費の支払いを行い、不正請求を監視しているだけです。病院ではありません――病院は病院の仕事を増やす無能な医療行為によって利益を得ています。米国専門医認定機構でもありません――彼らは単に認定試験に合格した人に証明書を配るだけです。そして医師会は医学教育のためのフォーラムを運営したり、メディケアから医師に支払われる診療報酬が増えるようにロビー活動をしたりするのが仕事だと思っています。

私が聞いた全ての組織、機関、学会、そして病院経営者は、医師の監視は州の医療委員会の責任であると私に話しています。それでは、米国の医療における各州医療委員会の役割を調べてみましょう。

州の医療委員会

カリフォルニア州を見てみましょう。カリフォルニア州医療委員会は、他の州と同様、医師免許の交付と懲罰とを受け持っています。1980年代に実施された3つの異なる監査で、カリフォルニア州の監査役は医療委員会がその役割を果たしていないとしました。しかし、その発表があった後、何のアクションも取られませんでした。サンディエゴ大学法科大学院のジュリー・ダンジェロ・フェルメス教授がその執行モニターとして就任した2003年まで、医療委員会は二度と監査を受けることなく18年間が経過していました。そして、フェルメス教授が警鐘を鳴らしたのです。警鐘を鳴らそうと何年も苦労した後、2008年の上院委員会での証言で、カリフォルニア州政府医療委員会は「日常的に禁止薬物の検査で陽性となった医師をただちに業務から外すことを怠った」と証言したのです。

カリフォルニア州医療委員会は、5回行われた監査のうち5回とも監査に落ちたのでした。しかも薬物乱用問題に取り組むのではなく、逆に、医師による薬物乱用対策プログラムそのものを止めてしまったのです。理由として挙げたのが薬物、アルコール、あるいは精神的な問題を抱える医師をサポートおよび監視するための秘密プログラムの実施は、医療委員会の使命と相容れないというものでした。ジュリー・ダンジェロ・フェルメス教授は解任されました。その後、カリフォルニア州医療委員会は障害を抱えた医師に関しては好きなように取り組みました。つまり、ほとんど何もしなかったのです（一部の医療委員会メンバーは医療制度改革の議論中も病院協会と一緒に医師への報酬増額を求めるロビー活動には忙しく取り組んでいたのですが）。

私たち医師はメディカル・スクールを卒業して簡単な書類に記入さえすれば、数か月以内には州の医師免許が郵便で送られてきます。このライセンスは、それが入ってきた封筒を開けるのと同じくらい簡単に悪用することが可能です。このライセンスがあれば合法的に何でもできるのです。また、運転免許証とは違って堂々とへまをやらかすことができて、しかも医師免許を取り上げられることはありません。違法薬物の検査で陽性となったり逮捕されたりしてリハビリ中の医師でさえ、医師免許を保有し続けて以前と同じように診断、処方、手術をすることができるのです。一般には知られていませんが、外科医は飲酒運転で逮捕されても、翌日には手術をすることが許されているのです。医者は自分の車で病院まで運転することは法的に許されていなくても、病院に到着するやいなや手術であなたの胸を切り開くことができるのです。ジョージタウン病院での研修中、出血している患者を診察するためにアルコール依存症の外科医が夜間酔って仕事に来るのを見たことがあります。看護師と私とは恐れおののいて見守っていました。

アラン・レヴィンは満面に笑みをたたえて優しく話す紳士で、米国の監察長官の下で働いていましたが今は医療委員会を監督しています。「州によって大きく異なりますが、主として州医療委員会のステークホルダー、つまり医師の利益に奉仕する活動をしています」と述べています。医師の懲戒記録の閲覧を許可している州もあれば、許可していない州もあります。医療委員会が調査を実施している場合であっても（それ自体が非常にまれなことなのですが）、調査は緩いものになりがちです。しかも、州の委員会が証人に直接に連絡を取ることはもちろんのこと、病院へ現地調査に行ったという話すらも私は耳にしたことがありません。

医療委員会は、訴訟を法廷外で和解した医師のリストを公表はしています。しかし、正当な根拠のない訴訟がごく普通にあるために、このデータには偏りがあります。ほぼ全ての医師が生涯のどこかの時点では訴訟を経験しますが、実際に実体のある訴訟は余りありません。弁護士の中には同情的な陪審員に当たることを期待して、結果的に障害者となった患者であればどんな患者にも訴訟を勧める弁護士もいるのです。そのために善良な医師が患者の命を救うために手や脚を切断した場合でさえ、病院側の立場に立って弁護するのは難しかったりします。医師によっては不当なことではありますが、陪審員はしばしば病院が月並み以下であることを医師のせいにします。こうしたことのために病院の弁護士は不利な状況で法廷に入るより前に、示談にしてしまう傾向があるのです。金額が高額になるリスクを考えると、病院もまたこうした訴訟は法廷外で示談にする方が安いと考えます。実際に病院の弁護士は提起された訴訟10~20件に対して法廷に持ち込むのはそのうちの1件で、残りは示談にします。

一部の州の医療委員会は出来るだけ費用を節約するために、調査は法廷外で和解した件数を数えるだけです。このデータを利用しているのは生命保険会社だけで、医療過誤の保険料率を上げるために使っていますが、その結果が医師を早期退職に追い込むことになっているのかもしれません。私が住んでいるメリーランド州では医師の情報をオンラインで公開しており、そこでの私の懲戒記録は次のようになっています。

医療過誤における和解（過去5年以内に150,000ドル以上の和解が3件以上ある場合）：**なし**

なんと素晴らしい経歴でしょう。

さあ、これで私の何が分かるでしょうか。何も新しい情報はないでしょう。もし仮に和解件数が3件だったところで、それらが全て取るに足りないものであったら何も特段の意味をなさないでしょう。私は実際には何もありませんが、仮にもし2、3件あったとしても、私の弁護士が3つ目の結論を時間的に引き伸ばすことによって5年以内に3件とはならないようにするでしょう。

要するに、この公開されているデータでさえ厳密には公正でもなく、また役に立つものでもないのです。誤解を招く統計を発表するのではなく、障害を抱えた医師が関係した問題を調査して何らかの対策を実施することが医療委員会に期待されていることかもしれません。しかし、彼らはそうはしませんし、するとしてもごく稀にしかしないのです。

さらに、アラン・レヴィンによれば州同士での情報交換ができていません。驚いたことに、州の医療委員会は医師免許を与えているほぼ全員の医師に関して米国保険福祉省が保管している全米医師データ・バンクを検索して調査することすらしていません。このデータベースには懲戒処分、医師免許の一時停止、医療訴訟で負けたあるいは和解した、それぞれの医師がリスト化されています。このリストに掲載されているからといって即座に悪い医者だということにはなりませんが、少なくとも警告を促されるものとはなります。

私はこれまでにいくつかの州の医療委員会に対して、医師免許を発行する前になぜ国のデータ・バンクに問い合わせないのか、その理由を聞いたことがあります。返ってきた説明は、リソースが限られているというものから「それは自分たちの仕事ではない」という返事まで多岐にわたっていました。しかし私が一番気に入った言い訳は、データ・バンクへの問い合わせにかかる費用（医師1人当たり4ドルの検索料金）を支払う余裕がないというものでした。ということは、州の医療委員会には検索する4ドルを支払う余裕はないけれど、毎年のライセンス料を徴収するために医師を追いかけ回すためのお金はあるということになります。（メリーランド州で10年間診療を行うと、私に関する空欄のファイルと私の免許記録保管のために州の医療委員会に3、000ドルを支払わなければならないのです。なので、費用節約のためにワシントンDCとバージニア州では私はライセンスを取り下げました）。

マサチューセッツ州で障害に関連して調査を受けた医師がイリノイ州で開業しようと免許を申請しました。マサチューセッツ州の医師登録に係る政府事務所がイリノイ州から問い合わせを受け、この医師が何か問題を抱えていないかと尋ねられたのに対して、マサチューセッツ州は免許停止や懲戒などの処分がなされたことはないと答えました。間違ったことは言っていません。マサチューセッツ州は現在進行中の調査を開示する義務はないのですから。しかし、調査は数か月から数年続く可能性があります。それでこの医師はイリノイ州に行ってマリオン退役軍人病院で働くことになったのです。この抜け穴は、1つの州がダメな人間を別の州に回すための手口のように見えます。

ウィリアム・ハイゼルという、南カリフォルニア大学の医療ジャーナリズムに関する特別研究員が州の医療委員会に関する全国調査を行いました。ハイゼルが見つけたことは、詐欺や性的虐待の罪を犯した医師が多くの州で弱者が住む地域（例えば、貧困地域、依存症治療センター、保護施設、刑務所など）へと州政府によって送り込まれているということでした。メディケイド資金の詐取で有罪の刑事判決を受けたメイン州の医師の1人は、州の医療委員会から「メディケアと、メイン州のメディケイド・プログラムであるメインケアの認定医療提供者となるためには貧困患者の15%を無料で治療しなければならない」と求められました。[4] すなわち、貧しい人々は悪徳医師をあてがわれるのです。

州政府や全国の医師会が障害を抱えた医師に対処しようと立ち上がらないのならば、病院や従業員はどうでしょうか。名前が広く知られ、紹介患者を幅広く集められる医師は病院に来る患者の数を増やします。医師が多くの収入を上げれば上げるほど、地元での何らかの疑いを調べようという病院のインセンティブは弱まります。

全米医師データ・バンクの情報は全国的に医師の「ブラックリスト」として知られています。私はこのデータの匿名化されたコピーを入手して、危険な医師や州を渡り歩く常習犯のパターンを調査したことがあります。私はそれまで、誰でも私自身がそのリストに掲載されているかどうか、このデータベースを使って調べることが出来ると思っていました。ところが驚いたことに一般の人々はデータベースにまったくアクセスできないことを知りました。私が入手したデータでは医師の名前が消されていました。リストを検索できるのは州の医療委員会か、または身元調査を行う医療機関の人事部門だけなのです。一般人はだめなのです。皮肉なことですが性犯罪者の名前はその町に引っ越した時点で地域に知らされされますが、患者との違法性行為によって州の医師免許を失った医師は、その後に免許が回復された場合や別の州で診療行為を継続する場合には、このデータベースでは名前が隠されるのです。

病院間や各州医療委員会間での協力関係の欠如という問題は、子供に性的いたずらをした司祭を免職することなく他の教区に割り当てたローマ・カトリック教会―外部からはわかりにくいもうひとつの組織―の問題と類似しています。パブリック・シチズンというグループが出した2011年の報告によると病院で懲戒処分を受けた医師の一部は、その事実が州の医療委員会に報告されていないことが度々あるそうです。1990年から2009年の間に、10、672人の医師が病院から懲戒処分を受けています。公衆の安全と健康への脅威が迫っているという理由で緊急で医療機関から医師として診療行為を行うことを禁止された220人の医師を含め、半数以上が州の医療委員会に報告が上がっていないのです。[5]

全体として、危険な医師がまだ診療行為を続けているのです。たとえ病院や州の医療委員会が処罰をしたところで、単にその町から別の町へと逃げて素性を知られていない場所で開業するのです。新しく患者となった人たちは、その医師の問題を知ることなどないでしょう。一方、医師、病院、州医療委員会に対する公正な監視に取り組んでいたアラン・レヴィンのオフィスは閉鎖されたのでした。

州の医療委員会に関する記事の中で、ワシントン・ポスト紙は次のように結論付けました。

医療委員会による薬物乱用医師への処分は懲戒処分ではなく、社会復帰ともいうべき対応がされている。首都ワシントンでも全国的に見ても、薬物またはアルコールの乱用について検査で陽性が確認された医師は監視されると同時に治療を受けること等に同意しなければならない。しかし、彼らが医療行為を禁止されることはまずない。…医師が入院して治療プログラムを受ける場合であってさえ、医師業務を行うための免許は保有し続ける。[6]

障害のある医師というのはごく一部ですが非常に有害で、しかも監視は困難なために故意あるいは無意識のうちに多くの危害を加えるものとなります。州の医療委員会はしばしば気付きはしても、見て見ぬふりをします。医師の基準は地域によって異なり、州によっても大きく異なっていますが、全国的な基準があるべきです。片や、飛行機パイロットでは全国的な国の基準があります。酔っ払って飛行機を操縦したことで航空会社を解雇されたパイロットが、何事もなかったかのように別の航空会社に就職できると想像してみてください。または、乗客を危険にさらしたことで、ある州での乗務を禁じられたパイロットが別の州で飛行免許を取得することができるとしましょう。安心して飛行機に乗ろうと思いますか？操縦できる基準を州の権限に委ねると、基準の高い州と低い州とが生じることを航空業界は知っていたのです。州による多様性というものです。これが公共の安全をいかに損なうかを認識していたので、アメリカ連邦航空局が基準を監督することにしたのです（例えば、一定サイズの民間航空機を操縦するためにパイロットに課す最低飛行時間数、睡眠なしで継続的に操縦することが許される時間数、障害者となった場合にはどのような扱いがなされるかなど）。同じように、医師についても最低限の国家基準を定めれば、1つの州で免許取り消しとなった医師には別の州でも新たに免許を交付しないなどといったいくつかの基本的な原則については州の医療委員会も従うようにできるのです。一部の障害を持った医師によって市民に危害が及ぶのを避けるためには、これも常識的な解決策の1つです。

震える医師

航空業界はちゃんと分っていたのです。安全基準によって市民が適切に保護されるためには、その基準は全国一律であるべきであって、地域によって異なるものではダメだということを航空業界は分かっていたのです。だから問題を起こした危険なパイロットが別の州に逃げるようなことはできないのです。航空業界では高齢パイロットの技能も監視していて、安全に飛行する能力の低下につながる視力の低下や身体上の不具合などを定期的な身体検査によってチェックしています。アメリカ連邦航空局は、視力、判断力、迅速なコミュニケーション能力などを失った高齢パイロットは退場させます。なんといっても、パイロットは人命を背負っているのです。しかし、医師も同じではないでしょうか。医者は死ぬまで、時には80代や90代になっても診療を続ける人がいます。外科で私を指導してくれた人は、よくこう言っていました。「私はこの先、歳をとってもずっと毎日病院で働いているだろう。そしてある日、胸の痛みや脳卒中に襲われる。その時は数フロア下にある救急部門に運んで行って、あらゆる手を尽くすようにと言ってくれ」

私たち医師は引退するのが嫌なのです。それは事実です。総じて、私たちは65歳で引退する可能性が最も低い人種です。なぜかって？自分の職業が大好きなのです。ジョン・キャメロン博士（76歳）はホプキンズの名誉外科部長ですが、私の隣の手術室で週5日、朝から晩まで手術をしています。これは外科部長だった時よりも多い数です。素晴らしく出来た手術について彼が興奮して話す時には、私たち若い外科医に向かって「君たちが自分の仕事を愛していれば、残りの人生を通して君たちは再就職する必要など決してない」といつも語りかけるのです。

引退しない医師がいるもう1つの理由は、医学が彼らの自尊心の基になっているからです。医者は仕事にのめり込みがちなので、他に趣味を持つことすらできないのです。たとえ趣味があったとしても、専門的な見識やスキルで同僚や患者から尊敬されることに勝るものはありません。医師として年を重ねるにつれ、私も自分に寄せられる尊敬が一層高まり、それにつれて尚一層自分の職業が好きになっています。これが決して辞めない秘密です。しかし、その結果として多くの高齢医師が診療を続けていることになります。ニューヨーク・タイムズ紙に掲載されたレポートによると、医師の5分の1は65歳以上で、多くの医師が70代になっても診療を続けているそうです。[7]

高齢医師が心配であることは当然としても、私は何も年齢だけに基づいて医師から資格を取り上げようと主張しているわけではありません。特に仕事に打ち込んでいる年配の医師は素晴らしいです。特に患者の病気が厳しい状態にある時ほど、経験豊富な年長の専門家が主治医である方が良いと自分が患者の立場だったら思います。しかし、その医師も身体的に問題があるのだったら、そんな老齢の医師に診てもらいたいとは思いません。高齢医師の中には視力障害や記憶障害といった問題がありながら、そのことを認識していない人もいます。ＣＴのような新しい検査技法の使い方や読影方法などを知らない医師もいます。こうした不具合も高齢医師の献身的な姿や自信に隠されてしまうことがあります。例えば、私は出来るだけ長く、望むらくはあと数十年は臨床を続けたいと思っています。患者さんの治療の場にいなかったり、手術で病気を治すというワクワクする感覚を放棄したりする自分が想像できません。しかし、自分の健康状態が原因で安全な手術ができなくなったり、そのことを自分で認識できなくなったりした時、その時が問題です。

私が訪れたどの病院でも、高齢で技能が極端に低下しているのに辞めようとしない医師を追い出すための暴力団まがいのことが見られます。よく行われるのが、こうした高齢医師に窓もなく秘書もいないオフィスをあてがうなどして明白なメッセージを伝えようとするものです。給与やサポート・スタッフが減らされることもあります。ある世界的な血液専門医は解雇されたにもかかわらず出勤し続けたため、警備員によって強制的に病院の外へ追い出されました。

引退しなければいけないのにしようとしない医師、90歳を超えて心身の問題を抱え、給与ももらえないのにオフィスの明け渡しを拒否している、そんな医師の1人や2人の名前を上げることくらいは医師ならば誰でもできます。なぜこうした問題が起きるのでしょうか。その理由は、何もルールがないからです。70歳以上の医師には雇用の条件として、記憶障害、視力障害、震えなどを調べる身体検査を受けさせる決まりを作ろうと言っているのは、ごく少数の医師会、州議会、生命保険会社だけなのです。

テキサス州コーパスクリスティ市のドリスコル小児病院で働くカール・セラオ博士は、患者には医師に高い基準を課す権利があると考えています。彼は70歳以上の医師には雇用の条件として視力と記憶力の検査を毎年受けさせようという活動を病院で行っています。私から見てセラオ博士は入院している子供たちにとって英雄です。まだ外科的処置を行っている医師には手先の器用さに関する基本的なテストや、少しずつ現れる震えなどがないか検査をすべきです。こうした検査をすることで障害が進行しているのに気付いていない医師を排除し、逆にまだ完璧に仕事をこなすことのできる医師は年齢に基づく偏見なしに診療を続けられるようになります。

学生時代からの問題児

メディカル・スクールでは私が学生だった頃も、そして私が教員になってからも常に1つの公式が成り立っています。学生のうち90％は成績が良い学生で、10％は苦闘している学生です。苦闘している学生のうち、何人かは単純に知識を覚えることに苦労しています。残りの学生は二日酔いが酷すぎたり、薬漬けだったり、治療していない精神障害だったりして勉強量をこなすことが出来ない人たちです。毎年、1つのクラスにこうした学生が2、3人はいます。こうした学生がパーティーの翌日にクラスに現れるとクラス全員の学生が皆同じことを考えます。「あいつが自分の主治医だったら、どうする？」

私がいた大きなメディカル・スクールでも実際に脱落した学生は1人もいませんでした。学校が決してそうならないようにするのです。しかし、彼らはギリギリやっとなのです。医学生が成績の悪いことを心配し始めるたびに言われた皮肉なフレーズは「C＝MD」でした。

クラス全員が気をもんでいた学生でボーという学生がいました。彼とその友人達はしょっちゅう授業を欠席していました。彼らはクラスメイトのノートと以前の試験のコピーとを手に入れて、試験の前の晩には徹夜で詰め込み勉強します。朝になって2本のHB鉛筆を持って試験場によろよろと入室すると答えを吐き出し、這いつくばるようにして家に帰り2日間連続して睡眠／冬眠をするのです。多くの学生にとっては時たまですが、何人かの学生にとってはこれが卒業のための決まったやり方でした。技能試験はなく、精神科の観点からの評価もなく、出席簿もなく生徒の成績によってどうこうということもありませんでした。

メディカル・スクールの学年を進むにつれて、大学時代のクラスメイトと同じように様々な人間がいることに気付きました。およそ200人いた学生のうち何人かは薬物乱用の問題を抱え、何人か一般的にはいい加減と言われる学生もいれば深刻な精神疾患を患っている学生も1人いました。全員が卒業しました。私の外科レジデント研修では私と同じプログラムに参加した25人の研修医のうち2人が薬物乱用の問題を抱え、4人が燃え尽き症候群、1人が深刻な精神疾患を患っていました。しかし救済を求めるものは誰もいませんでした。全員が無事に修了しました。

私たち医師はメディカル・スクールを卒業すると、政府から州の医療委員会を通じて、望むことならば何でもできる一種のパスを手に入れるのです。医療委員会からたった1つ要求されることはCME(Continuing Medical Education)に参加したことを示す書類を提出することです。これは、医学雑誌の裏にあるいくつかのクイズに答えるか、またはカリブ海で開かれる医学会議への参加です。

要するにメディカル・スクールを卒業して資格試験を70%以上の合格点で免許を取得すれば、その後は医療については何でもできる文字通りのライセンスを得るのです。脳外科手術、化学療法の処方、静脈瘤の除去、精神疾患の患者への電気ショック療法など、何でもありです。政府が発行するこの免許さえあれば、静脈内注射によって効果の証明されていない高価なビタミン療法を行うこともできれば、既に確立されたカイロプラクティックの施術を行うこともできるのです。

私は合法的に何でもできるのです。実際に、米国の静脈瘤除去センターの中には産婦人科医だった人が運営しているものもあれば、精神科医が運営しているものもあります。彼らは何か別のことをしようと考え、週末の講座でやり方を学んで始めたのです。報酬の受け方は色々とあるとしても、説明責任はほとんど無いかあるいは全くないままに私はやろうと思ったら何でも出来るのです。

尊敬に値することですが、一部の病院ではビジネス上も政治的にも利益相反のない別の病院の医師に

「不運な出来事」をレビューさせるという大胆な一歩を踏み出しています。この新たな「外部評価」は電話会議で簡単に実行でき、正直なフィードバックに障害となるものを取り除いて、ピアレビュー評価を発展的かつ客観的なものとし、時には最も経験ある医師さえをも謙虚にさせるものとなっています。もっと多くの病院で外部レビューを始めるべきでしょう。そこで行われる議論で学べることも多く、創造的なアイデアが得られることもしばしばです。複雑な状態にある患者に関してはこのフォーラムで議論してから治療方針を決めるようになった病院もあります。州の医療委員会や専門の医学会などは、こうしたレビューを病院間で活発化させる理想的な媒介と言えるでしょう。

最低限でも、各州の医療委員会はお互いにもっとよくコミュニケーションを取り合い、病院への調査では連携し、最低限の全国的な安全基準は遵守するとともに「公衆の安全と健康に対する差し迫った脅威」と認定されて免許が取り消された医師の名前は一般に公表するべきです。さらに、医師が何のトレーニングを修了しているかの開示と資格認定状況の一般への情報公開とは、患者が誰に任せるか[illegible]判断が可能となるような透明性のある市場作りに向けたもう1つの重要なステップです。

第9章
医療ミス

ジョンズ・ホプキンズ病院で働き始めた最初の日に、ピーター・アッティア博士と出会いました。博士は私がこれまでに見たどのアスリートにも負けないくらいに身体的に壮健です。才気あふれる若手医師として、その高い運動能力ではいつもスタッフから喝さいを浴び、本人もそれを見せつけていました。筋肉質で日焼けした34歳の男性、水泳競技での抵抗を最小限に抑えるために髪も剃ったピーターの体脂肪率は1%未満でした。

ピーターはオリンピックレベルの水泳選手であっただけでなく、アメリカ国立衛生研究所（NIH）で2年間がん治療に関する献身的な研究を終えたばかりの優秀な外科医／科学者でもありました。ピーターは医学生や研修中の若い外科医にとって、病院で最も人気のある良きお手本でした。出勤第1日目にホプキンズのカフェテリアで本人に直接会うより前から、彼のことはたくさん話に聞いていました。

「君がジョージタウンから来た新人か！」喜色満面で手を差し出しながら彼が私に話しかけてきました。

カフェテリアの食べ物が美味しくないと冗談を言い合いながら、ピーターと私とは意気投合しました。ホプキンズでは何に焦点を当てた研究をする予定なのかと聞かれましたが、彼の筋金入りの研究業績を考えるとソフトサイエンスとしての医療サービスに関する研究をすると言うのは気が引けました。彼にはほとんど興味がないだろうと思いながらも「医療過誤」の分野が研究領域だと、気後れ気味に答えました。しかし、彼はすぐに食べ物を噛むのをやめて極めて真面目な表情になると、くるりと振り向き、手術着の上着を引き上げて背中を露出させました。それは私にとっても、見るに堪えないものでした。男性雑誌に出てくるような見事な逆三角形の彼の背中に大きな手術痕の醜い傷がついていたのです。

「間違った側を手術されたのさ」と彼は言いました。

単純な腰部の手術を間違えられたのだった。私と会うより何年か前、突然腰の痛みに襲われ、すぐに診察を受けた医師から直ちに手術が必要だと言われたのでした。しかし、手術から目覚めると、何かがおかしいことが分かりました。手術後、回復室に入るとすぐに手術前と全く同じ痛みがまだ残っているのが分かりました。それに加えて体の反対側にも新たに麻痺による下垂足に気付いたのです。外科医は間違った側を手術しただけでなく、神経を損傷し、良い方の側にも変調をきたしたのでした。幸い数か月後には回復しましたが、このミスによって痛みを伴い消耗する手術を連続して受ける羽目となり、今でもほとんどのスポーツができなくなってしまいました。

「人生で最悪の年だった」と本人は言っていましたが、彼の経験は私たち2人を謙虚な気持ちにさせる教訓であるとともに、現代医療の語られざる実態であるように思われました。何が起きたのか話すこともピーターにとっては癒しとなるように見えました。彼は不注意な外科医を訴えることはせず、私は彼からこの事例を私たち専門家に対して警鐘を鳴らすものとして使うように頼まれました。その医療事故以来、彼は水泳に転向したのだと話してくれました。なぜならば、彼の腰が耐えることができる唯一のスポーツが水泳だったからだそうです。彼は私に医療過誤の防止に取り組んでいることに感謝して、まるで親友のように私の肩を抱きしめました。

翌年にかけて学会などに出席し、本来は防ぐことができたはずの似たような事故に見舞われた患者の話を聞きながら時々ピーターをちらっと見ると、そうした報告にどんなにピーターが不快な思いを感じていることかと気付くのでした。彼が後で私に語ったところでは、医療過誤の話を聞くたびに、彼が抱えることとなった障害も本来は防ぐことが出来たはずだったのにという苦い思いを持つそうです。彼自身が診療をする際の態度で私が気付いたのは、患者本人がこれから受ける治療について十分に理解していないと感じた時には1時間でも、またはどんなに時間をかけてでも患者と向き合って説明していることでした。患者が良い医療を確実に受けられるようにと自らフォローする患者思いの行為でピーターは知られるようになりました。ピーターは患者に対しては正直に全て包み隠さず、余分に時間がかかることで疲れようとも一生懸命に努力しました。

私の考えではジョンズ・ホプキンズ病院はアメリカ国内でも信頼できる病院の1つなのですが、それでも悲劇的な過ちが起きることがまだあります。そんな場面に直面すると、外科的合併症を軽視する医師や自らの失敗を軽く考えて、「同じ失敗を防ぐために、次はどうしたら良いか」と考えない医師に対してピーターは目に見えるほどに苛立ちを感じていました。

ピーター・アッティアは7年間にわたる外科研修プログラムの修了まであと1年に満たないところで、完全に医療から離れてしまいました。やっている治療内容や、そのリスクをきちんと説明しない医師の犠牲者だったピーターは日々目にするものに幻滅を感じて辞めたのでした。現代の医療は患者に対してあまりにもしばしば不誠実で、時としてリスクを過小評価し、その反作用として過剰治療を行っていると感じたと彼は話していました。そうした状況はあまりにも一般的に見られ、かつ根深いものであるために専門職として内部から気が付くのは難しいくらいでした。しかしアッティア博士は、その結果も含めて全てを自ら身をもって知っていたのです。彼は泳ぐたびに、現代医学に付随する弊害を思い出すのでした。

医療過誤の研究をしていると、大抵のことには驚かなくなります。ニュー・イングランド・ジャーナル・オブ・メディシン誌に掲載された研究結果によれば、入院患者の25%が何らかの医療ミスの被害者になるそうです[1]。私が出会う人の誰もが友人や家族の中に医療ミスによって傷つけられたか、容貌を損なわれたか、亡くなった人がいます。私にもいます。

私の研究パートナーのピーター・プロノヴォストはメディカル・スクールの学生だった時に医療過誤で父親を亡くしました。私の臨床でのパートナーのパトリック・オコロ博士は投薬ミスのために妹を亡くしました。私の親友の母親はステージ3の乳がんであると間違った診断を受け、乳房を不必要に切除されました。手術後に担当医から告げられたのですが、記録に間違いがあって彼女のがんは実際にはステージ1であり、乳房を切除する必要はなかったそうです。私の祖父は尿路性敗血症で60歳の時に死亡しましたが、これは防ぐことが可能な術後感染症です。しかも、その原因となった手術さえも本当は受ける必要などなかったものだったのです。私の兄弟は母斑を取り除いた後、縫い目が浮き上がって出来た大きな傷跡が背中にあります。本人はそれが運悪く避けられないものだったと思っていますが、外科医が皮膚を縫うのが弱すぎたためだと私は断言できます。心臓外科医と一緒に働いていた私の従兄は障害のある医師による数え切れないほどの死を目撃しています。私自身もメディカル・スクールで膝の故障を誤診断されました。整形外科医のエリック・ヒューム博士から素晴らしい第三者意見を得て数か月間の理学療法で完治しましたが、もしこの第三者意見をもらっていなかったら私は外科医となる計画をもう少しで放棄するところでした。

アンディ・ウォーホルが54歳の若さで胆石の治療ミスによって死亡したと聞いても医師は誰も驚きませんし、また、「サタデーナイト・ライブ」のダナ・カーヴィは開腹手術による心臓バイパス手術で血管を間違えられたと聞いても驚きません。ジョン・ウェインの命を奪った結腸がんはハーバード大学で見逃されたものですが、それは担当医が直腸検査で彼に不便をかけたくないからという理由でした。もし見逃していなかったら、ジョン・ウェインがん研究所はＵＣＬＡではなくハーバードに出来ていたかもしれません。歌手のカニエ・ウェストの母親はごくありふれた普通の形成外科手術を受けに手術センターに行き、滅多に生じない合併症を併発して亡くなりました。

カニエ・ウェストの母親のケースでは、手術が独立系の手術センターで行われたために隣接して緊急時に対応する病院がなかったのです。これは現在ではよくあることです。患者は知らないし、知らされてもいませんが、何かまずいことがあった場合はとても困った事態となります。もし私だったら、将来日帰りで全身麻酔による手術を受けるようなことになった場合には、絶対に病院と繋がっている外来手術センターで行います。今では外来手術の38％は隣接する病院のない外来手術センターで行われていますが、医師がどんなに優秀でも手術する場として安全性は低くなります。

口封じ

ピーターや同じような経験を持つ多くの友人の話を聞いて、こうした患者たちは受けた治療が下手だったということに加えて、そもそも彼らの不運は防げたはずだという事実に苦しんでいるのだと分かりました。彼らには、医療ミスについて話をすること自体が癒しとなっているのです。しかし、世の中の体制はそれらを覆い隠し、まるで何も無かったかのようにしたいのです。「決して口外しないと書かれた権利放棄書にサインしているので、ここだけの話ということにしてください」という前置き付きで、とんでもなく酷い話を聞くことが時々あります。医師や病院が患者に損害を加えてしまった場合、病院からの和解提案には守秘義務条項（別名「かん口令」）が含まれていることが一般的です。実際、重大な過失があった場合には医療過誤訴訟になるのを食い止めるため、病院の弁護士が被害者やその家族を積極的に追いかけて法廷外での和解で迅速に決着を付けようとするのです。その際の条件として、容貌に傷を受けたとか、障害を負ったとか、あるいは死亡したとか、一切口外しないという約束がなされるのです。

口外しない約束は医療ミスの被害者に使われているだけではありません。診療所に行った時にサインする用紙にも小さな文字で印刷表示されていることがよくあります。２０１１年にワシントンＤＣに住むロバート・アレン・リーさんが痛みを伴う顎の感染症を発症し、診療所で治療を受けました。数週間後、治療費について争った後で、ロバートは「Yelp」と「DoctorBase」というオンライン・サイトに、この医師の評価を次のように投稿しました。

約４、０００ドルと不当に高い値段を請求されましたが、医師は保険会社への支払い請求書の提出を拒否しています。自分で保険請求をしようとして診療記録を求めたら第三者を紹介されましたが、その第三者は私が自分の記録を入手するのにお金（２６８ドル）を要求するのです。[2]

ワシントン・ポスト紙が報じたところによると、患者が上記の評価をネット投稿した翌日には診療所から手紙が来て、診療所での受診時に批判を公表しないという書類に署名していたにもかかわらず公表したことで「口頭および文書による中傷、名誉棄損」に当たるとして、10万ドルを超える金額を請求するなどと書かれていたそうです。ワシントン・ポスト紙がこの係争にスポット・ライトを当てたためにこの脅しは結果的に逆効果となってしまいましたが、診療所の待合室で患者がサインする書類に公表を禁止する文章を追加で記載しようとコンサルティング会社が全国を回っています。

ビジネス戦略や革新的な新しいアイデアならば秘密を守る価値があると思いますが、治療に関して秘密を守る価値はあるでしょうか。医療ミスによって患者に損害を与えてしまった経験のある医師として言えば、医療ミスについては正直に話した方が患者はそのことを評価してくれます。蔓延している医療ミスに対処するためには隠すのではなく、逆にもっとそのことをオープンにするのでなければなりません。

見識ある弁護士のパトリック・マローンも以前は病院側の立場で働いていましたが、この問題に関心を持つスー・シェリダン、ベロニカ・ジェームズとともに、それぞれ医療過誤の和解時における秘密保持の強制を禁止する活動の先頭に立っています。[3] こうした人々は、口外することを禁止するルールが治癒の過程で長期的な不適応効果を及ぼすことを自らの経験として知っています。マローンは、これまで何年にもわたる病院の弁護を通じて経験したことが動機となっています。シェリダンは男の子が医療ミスから病気になり、夫は誤診によって亡くなり、その病理報告書は病院で「紛失」するという経験をした後、この運動に積極的に関わるようになりました。ジェームズは明らかな医療ミスの後に署名を強制されたことから、口を封じる条項に反対する運動をニュー・ジャージー州で始めました。こうした先駆者たちは言論の自由が病院の既得権によって踏みにじられることがないように戦っているのです。それでもまだ多くの患者は何の支援もないままに放置されています。私の経験では、この問題についてはオープンで正直である方が問題を解決することが出来るのですが。

マウント・サイナイ病院

マンハッタンのアッパー・イースト にあるマウント・サイナイ病院はニューヨークでも最も評価の高い医療施設の1つでした。移植センターは特に有名で、その規模およびレベルの高さといった点で移植分野での様々な「一番」を獲得してきました。外科分野の多くの人々からアメリカで最高の肝移植センターとみなされていました…昼の間は。夜はどうかというと、別問題でした。マウント・サイナイ病院でも他の病院と同様に利益のために看護師の数を減らし、それまで患者6人に対して1人の看護師がいたのを患者7人に対して1人にしてしまいました。そして、危険な夜間の運営はたった1人のインターンに任せていました(私が訓練を受けた病院でも移植部門の夜勤シフトで働く1年目の外科インターンは過重労働であるとともに薄く分散されすぎているとスタッフの誰もが知っていました)。

ある晩、悲劇が起きました。その日はメディカル・スクールを卒業してわずか数か月、移植外科でオンコールだったインターンが34人の複雑で難しい状態にある患者を任されていました。彼女は救急治療室に来た全ての移植関連患者もオンコールとして任されたのでした。そこに57歳の男性、元ニューヨーク・ポスト紙の記者マイケル・ヒューーレウィッツが入れられてきました。彼は数日前に弟の命を救うために肝臓の一部を提供したのですが、吐血して病院に戻ってきたのです。圧倒されたインターンはどうしたら良いか分からず、上席の外科医にアドバイスを求める連絡もせずに時間が空費され、マイケル・ヒューーレウィッツは嘔吐した血液によって窒息死してしまったのです。彼の死後、移植プログラムは休止に追い込まれてしまいました。1つの重要な病院部門の残念な結末。それもこれもチームワークが貧弱で、経営陣がスタッフの安全上の懸念を聞き出して修正するための適切な仕組みがなかったためです。[4]

インターンによるミスが世間の目に触れることは通常はありません。しかし、時として患者がジャーナリストだったりします。ベッツィ・リーマンはボストン・グローブ紙の記者でしたが、彼女はハーバード大学の有名なダナ・ファーバーがん研究所で誤って超高濃度の化学療法薬の投与を受けたために死亡しました。若い医師がちょっとした間違いから致死量を処方してしまったのです。[5]その死は世間の注目を大きく集める事件となり、この惨事が大きく注目されたことで施設はほぼ閉鎖に近い状態となってしまいました。同様にニューヨークの著名ジャーナリストの娘であったリビー・ザイオンがインターンの過労を原因とする医療ミスで死亡するとメディアによる徹底的な調査報道が行われ、やがて医師の労働時間を週80時間に制限する法律が可決されるに至りました。[6]私たち研修医はこうした医療ミスの話がニュースとなって世間から大きな注目を集めるたびに目を白黒させて、このようなどこにでもあることが、誰かが騒いだ時にだけ世間の注目を集めるのを不思議に思ったものです。

　巨大病院の中で安全性が隅に追いやられていることに私たち研修医は深く嫌悪していましたが、嫌なら臨床を辞めるしかありませんでした。自分の能力を超える過酷な状況にも取り組んでいく、それが外科医になる唯一の道でした。私たちはその道を選び、より大きな問題は先送りにしていました。医療ミスは普通にあり、その原因も様々でしたので、被害者がジャーナリストだった時にだけ医療ミスの問題が世間の注目を集めるように見えるのが驚きでした。

　事件の後、マウント・サイナイ病院ではコンサルティング会社を雇い、彼らがスタッフと話をして結果をマネジメントに報告するなど、従業員の話に耳を傾け始めました（簡単な安全調査や、さらには経営者が自分で院内を歩いて従業員から話を聞くのでも同じ目的が達成されますので、コンサルティング会社を雇うというのは費用のかかる方法ですが）。病院の広報担当者であるメル・グラニック氏が、移植病棟からは研修1年目のレジデント研修医は外すと発表しました。また、病院では今後は患者4人に対して1人の看護師を置く体制とするとも発表されました。[7] マウント・サイナイ病院は180度の劇的転換を果たすことで、この大惨事に対応したのです。しかし、それより前にスタッフに気がかりな点を尋ねたり、従業員への安全調査をしていたりさえしたら、この問題は事前にキャッチされて解決していたのです。ともあれ、解決策はやっとなされたのです。マイケル・ヒューレウィッツには遅すぎた解決でしたが。

防ぐことができたはずのマイケル・ヒューレウィッツの死は、貧弱なチームワーク文化、医師への不十分な支援体制、少ない看護師、安全に関する従業員からの懸念を聞き出すための適切な仕組みを欠いた経営体制などが原因となって起きた悲劇でした。州による調査で、マウント・サイナイ病院に関する92件の訴訟が明らかになりました。75件は肝移植部門に対するもので、そのうち62件は患者の死亡に関連するものでした。[8] 前にも書いたように当時私はジョージタウン大学のレジデント研修医でしたが、私たちはまったく驚きませんでした。それどころか類似の惨事が起きてもおかしくない環境に私たちも置かれていて、マウント・サイナイ病院で起きたことは他の多くの有名病院でいつ起きてもおかしくないと思っていました。

世間には質の悪い医師や障害を抱えた医師がいますが、医師が本来は防げたはずのミスを繰り返すというのはマネジメントの問題です。安全でない病院は質の悪い医師や障害のある医師が診療し続けることを許容するだけでなく、良い医師までもがミスをしてしまう状況を作り出しているのです。

マウント・サイナイ病院で起きた致命的なミスに国民的な注意が向けられたことで他の病院でもこの

事案を教訓にしたと普通は思うでしょうが、実際は逆でした。労働時間を短縮化する新しいガイドラインの結果、勤務可能な研修医の数が足りなくなり、夜間は1人の研修医がこれまで以上に多くの患者をカバーしなければならなくなりました（すなわち、夜間と週末とにはより多くの患者をクロスカバーするようになりました）。研修医はポケットベルを頻繁に引き継ぐので、中には当直時にカバーする研修医から引き継いだ5つも6つものポケットベルをベルトに付けた研修医もいます。これが次の時限爆弾だと思わないインターンに私はまだ会ったことがありません。

一部の病院では夜勤をカバーする追加のナース・プラクティショナーや医師のアシスタントを雇うなど適切に対処し、オンコールのインターンへのサポート体制を充実させました。しかし、大多数の米国の病院は単にオンコールのインターンをさらに広く薄く広げただけでした。ハーバード大学公衆衛生大学院の教授で医療過誤に関しては米国の権威者であるデビッド・ベイツ博士は、新しい労働時間政策が「安全性には影響を与えていないように見える」と考えています。[9] 今日の研修医は、マイケル・ヒューレウィッツが亡くなった時よりもさらに多くの患者を夜間にカバーする責任を負っているのです。

多くの病院では、インターンはどんな場合であっても上級医師に助けを求めるなとされています。この気持ちはインターンならば分かります。実際、マウント・サイナイ病院のインターンがすぐに連絡をしなかったという話を聞いたとき、私もコロンビア特別区総合病院での悪夢がフラッシュバックしました。その晩は12人もの外傷患者が一晩のうちに押し寄せたのです。夜間に先輩医師に助けを求めて迷惑をかけることは慎重にするべきとの警告がすでに刷り込まれていたので、私は恐る恐るチーフレジデントに連絡して支援を求めました。

「なぜ連絡してきたんだ?」とチーフレジデントからは怒鳴られました。

「12人もの外傷患者が来てるんです」と私が説明すると、明らかにイライラしながら「ふ〜ん、それでどうするの?」と尋ねられましたが、彼の口調は明らかに怒っていました。

「どうしたら良いか分かりません。これまでに手を付けられたのはまだ2人だけです。今ここにいるのは私1人なので、支援してもらえませんか」助けに降りてきてもらう必要があるということから話をしなければならないことが私にはショックでした。

私が驚くとともに恐れをなしていると、「マーティ・マカリー先生、君はもっと手際よくやる方法を学んだ方がいい!」と怒鳴って電話を切られました。彼がその晩支援に降りて来ることはありませんでした。

その夜、私はただ1人いた医学生の助けを借りながら12人の外傷患者を相手に包帯を巻いたり、縫ったり、出来る限りのことはしましたが、患者のうち2人が亡くなりました。

医療提供を配給制のように制限することなどあり得ないというアメリカ国民に対して言わせてください。あの晩、私は制限をかけていました。その場にいた私ともう1人の医学生だけで、12人いた患者全員にそれぞれが必要とするだけの注意を向けることは絶対に不可能でした。さらに悪いことに、夜間に上席医師に連絡するのはよくよく注意しろという予想もしなかった教訓を無意識に学びました。翌朝、朝の報告会でチーフレジデントと顔を合わせましたが、私はまるで砂漠の遊牧民のようにやつれて足元はふらつき、前の晩のやり取りに苦い思いを感じていました。チーフレジデントはというと元気で、髭もきれいに剃っていました。半ば笑顔で私を見ながら「おはよう、マカリー先生。夕べはどうだった?」

と何事も無かったかのように言いました。それからは、外傷患者が1人だけで、ちょっとだけ手に負えないだけというような夜にはチーフレジデントに連絡するのはためらうようになったのもご想像できるでしょう。

誰もこうした扱いを受けるべきではないと時々1人で考えます。同僚も皆同じように感じていました。レジデント研修医仲間の半数くらいが、退職してもっとフレンドリーな文化のもとで働くことを真剣に考えましたし、何人かは実際にそうしました。数年前、ハーバード大学マサチューセッツ総合病院にいた7人の外科インターンのうち6人が辞めたと聞いた時も、外科研修を生き延びた私たちの誰も驚きはしませんでした。

夜間に膨大な数の複雑な状態の患者をカバーするインターンとして私たちは皆、先輩医師を呼ぶことは地雷原に足を踏み入れるようなものであることをよく知っていました。そして、燃え尽き症候群に周期的に苦しめられながら、怒鳴りつけられないようにする技術が質の良い医療を提供するという目標よりも優先しました。インターンの間では、何人かの外科医が手術後に患者を診察しないことや気が短いことで有名でした。実際、マイケル・ヒューレウィッツを手術したマウント・サイナイ病院の外科医は手術後に一度も本人を診察しませんでした。彼の下で働いていた医師に聞いたところ、この外科医も癇癪もちであることが確認できました。

どんな業界でも従業員の心配事に反応しない経営者というのは、必ず安全を無視する経営者です。医療業界でも、そうしたマネージャーはインターンに膨大な数の患者を診させる習慣を変えることはないでしょう。つまるところ、インターンは安価な労働力なのです。ほとんどの病院は私が訓練を受けた病院のようなもので、研修医は最低賃金に近い給与で毎晩40人から80人の患者に責任を持たされ、その中にはICUの患者もいるのです。今日に至るまで、こうした業務は20時間の連続勤務を続けた後の研修期間中の研修医に押し付けられるのです。私が研修医だった医療施設の経営陣は患者の安全にそれほどには関心を持っているようには見えませんでした。実際、私がそこで働いた5年間（週平均の労働時間は100~120時間でした）、マネージャー、監督者、経営者の誰からも、私がカバーしている職務が患者にとって危険だと思うかと尋ねられたことは一度もありませんでした。出勤した最初の日、規則についての説明を受け、ポケットベルが渡されました。すると数分後には、まだ見てもいない複雑な状態の患者に関する看護師からの質問で呼び出しブザーが何度も鳴り始めたのです。

ジョージタウン大学では、どこの病院でも同じですが病院の経営者は表には出てきませんが責任を負っているのです。しかし経営陣が私の安全に関する心配事に対応してくれているとは感じませんでした。1つには病院の経営陣が誰であるかさえ私が知らなかったこともありますが、もう1つには彼らが私にそうしたことを一切聞かなかったからです（5年後、最終的には送別の晩餐会で病院経営陣のトップに会いました）。こうした経営陣が私と接触が取れていない状況であったとしたら、危険で障害を抱えた医師とは、なおさらのこと接触していないのも道理ではないでしょうか。

私が犯した医療ミス

インターンとして、私は夜間にコロンビア特別区総合病院の集中治療室（ＩＣＵ）を取り仕切りました。しかも１人で。ＩＣＵでは多くの患者が人工呼吸器に繋がれています。毎晩数10件の血液ガス分析の検査結果を確認して、それに応じて各患者の呼吸装置（人工呼吸器）を調整し、肺に送られる空気の量や圧力、酸素濃度などを増減させます。患者はベッドの金具に縛られていましたが、私たちが業務上で言うところの「拘束」です。ちょっとした計算違いでも空気量が多すぎたり少なすぎたりして、患者を死にそうな目に遭わせることがあり得ます。患者たちは話すことができませんので、私は歩き回って彼らを見ながら、その目は私に何を訴えているのだろうかとよく考えました。唇を動かそうとしたり、何かを書いたりしようとすることさえも時にはありましたが、ほとんどの場合、私は彼らが何を考えているのか、快適に感じているのか、それとも拷問と感じているのか推測するしかありませんでした。

午前3時30分、私は生きたゾンビ状態でした。既に24時間連続で働いていたのです。疲れ果てて朦朧としたなかで、私はある患者の血液ガス分析結果を間違えて理解したまま看護師に人工呼吸器の設定を変更するように指示しました。すると突然、患者が呼吸できなくなったのです。水中から引き上げられた魚のようにベッドの上で悶えながら、彼女は空気を求めてあえぎ始めたのです。ルーチン業務として患者は拘束され、人工呼吸器に繋がれたほとんどの患者と同様に両手はベッドに固定されました。拷問のようで見ていられないものでした。数分後、患者が深刻に苦しんでいるのに気が付いた看護士が部屋に駆け込んできました。患者はあえぎ、息を詰まらせ、まるで最後の息をするかのようでした。複数のモニターから警報が鳴り響いていた丁度その時、上席の看護師が独自の判断で気流の設定を変更したのです。運よく彼女の英雄的な働きによって「コードブルー」、呼吸停止となる緊急事態は回避されました。

しかし、この患者は回復することなく院内感染による肺炎のために1週間後に亡くなりました。その頃の私は時々、もし私が間違いを犯さなかったらどうだったろうかと考えたものです。多分彼女は生きていただろう。そうした考えは私を苦しませ、1年間ほど気分も落ち込んでいました。外から見ると私はジョージタウン大学の誇り高き外科医でしたが、心の内では恥ずかしさと罪の意識とを感じていました。私が犯したミスが患者を間接的に殺すことになったのかどうかは分かりませんが、1年がたったころ、このミスについて誰かに話さずにはいられなくなりました。研修医仲間の親しい友人2人とバーで深夜にお酒を飲みながら、慰められるような微笑みを浮かべて聞いてくれる2人に私はこの話を打ち明けました。

「マート、そんなことは僕がしたことと比べれば大したことではないよ」と1人が言ってくれました。もう1人は笑いながら、自分も同じICUで同じ間違いを犯したこと、彼の場合は患者がその場で死亡したことなどを話してくれました。続けて40時間も連続で働くべきではないこと、監督者がいない状態で働くことがいかに間違っているか、50人から60人もの重症患者を自分たちだけでカバーしているのはいかに手薄な状態か、など語り合いました。夜間勤務の支援のために専門の看護師や医療助手を雇い、緊急の事項をチェックし、同時に2人の救急患者が来ても支援する体制を病院が整えていたら、もっと安全になるのにと彼らは指摘しました。しかし現状では夜間は我々だけの手には余る状態に置かれることがしばしばあり、こっそりと治療に制限をかけるしかない状況にありました。

「マート、いいか、これはあのいまいましい病院の責任だ！」クリスが不快そうに言いました。そして、私ではなく、あの体制が患者を殺したんだよと主張しました。

私はそれまでずっと私の個人的な責任だと考えていましたが、欠陥のある医療提供体制にも責任の一部があると考えると慰めに感じました。それが利益なのか、一般大衆から見た好印象なのか、それとも質の高い医療を提供するという使命感なのかはともかくとして、そうしたインセンティブ次第で病院は安全な場所にもなれば危険な場所にもなることに気付きました。

あの頃から病院は改善してきていますが、まだほんの少しです。医師の配置が薄く、安全でない病院はたくさんあり、研修医は恒常的に24時間連続で働いています。3人に1人の医師が医療ミスによって患者を死なせた経験があるという研究結果についてニュースキャスターのトレース・ギャラガーに聞かれた時、私はテレビの前で次のように答えました。「多分正しいと思います。但し、個人的な考えですが外科など特定の分野では、その数字では低すぎると思います」

医療サービスの研究者ならば誰もが、医療ミスは普通にあることだと知っています。母親が間違った診断を受けたとか、おじいさんががんで間違った治療を受けたなど私に話をしたいと思っている人の話をいつも聞きます。皆が私を捕まえては医療ミスについての悪夢のような話をしてくれます。他の医師たちは決して驚きません。医師のいい加減さに憤慨する医師もいれば、他の医師に紹介すべきだったのにと思う医師もいるでしょうし、自分たちも同じ間違いをするかもしれないと思う人もいるでしょう。私の専門分野である膵臓疾患について言うと、膵臓に係る問題で私のところにくる患者の約半数が、ここに来るまでの間に適切な診断を受けていないと思います。

医療ミスは本来あるべきよりもはるかに多く見られるだけでなく、私たちの医療提供体制にとって大きなコスト負担となっています。1つの医療ミスがあると長期間にわたりどれだけの経済的負担となるかを考えて見てください。シカゴ大学ではＨＩＶ陽性やC型肝炎陽性を未検出のまま1人のドナーから臓器提供を受け、そうした病気に感染していない4人の患者に移植しました。これらの4人の患者は全員がＨＩＶとC型肝炎に感染し、ＨＩＶと肝炎の生涯にわたる投薬費用が患者本人と社会への負担となりました。また、こうした感染のために、再び臓器を失って再度の移植が必要となるリスクが残りました。数百万ドルのコストと、関係する患者の人生に修復不能の傷を残したのです[10]。医療過誤として検知されないようなミスで要した費用も高いでしょう。例えば、医療ミスの起きた患者に対するＩＣＵの費用や放射線検査などです。こうしたミスが医療過誤の大部分を占めています。金額の多寡は別として、医療過誤として検知されないような医療ミスがあると病院の収入は増えるのです。なぜならば、医療費として請求する医療行為が増えるからです。ニューイングランド・ジャーナル・オブ・メディシン誌にあるように入院患者の25％が何らかの形で医療ミスによる被害を受けているとし、医療ミスについて余計にかかったコストだけで50％のコストが削減できると考えてみてください。高齢のメディケア受給者は医療過誤のリスクが最も高く、病院の収入の4分の1近くを占めているのですから、医療ミスにかかった費用の多くは政府が不釣り合いに多く支払っていることになります。

医療費は米国経済の6分の1を占めています。医療ミスは、より高い医療費、より高い健康保険料、より多くの税控除という形となって社会への重い負担となっています。医療ミスの社会的コストは増大する国の負債の主要な増加要因としてメディケアコストの上昇という形となって納税者に転嫁されています。

私の研修中も、研修医仲間の1人が患者の腹部に金属製の器具を留置したままにしてしまいました（長さ30センチ、幅5センチの金属製の「補助具」で、腹部の深い層を縫い閉じる際に腸を保護するために腹部に挿入するものです）。ミスが分かり、患者は速やかに手術室に戻されて取り除かれましたが、当時はこのようなケースが年間でどのくらいあったかの集計や国への登録義務はありませんでした。今はあります。病院は毎年いわゆるネバー・イベントの数を定期的に集計しています。ネバー・イベントとは患者の取り違えや、患者の間違った部位への手術など決して起きてはいけない事象のことです。例えば患者の体内にスポンジが残されるというネバー・イベントを例にとって考えてみましょう。私が訪れた複数の有名な病院では、その医療センターで年に3、4回発生していると話していました。投薬ミスは、それよりもはるかに一般的なネバー・イベントですが、今後は新しい電子カルテシステムによって注意深く監視されるでしょう。もし病院ごとにネバー・イベントの年間発生率が公表されるようになれば、病院は駐車場などの利便性ではなく、安全性をめぐって競争を始めることができるようになるのにと思います。

第10章

寄付する前に聞きましょう

小児病院

10代の頃、私はいつもチルドレンズ・ミラクル・ネットワークという、慈善事業のための寄付金を集める長時間テレビ番組を見ていました。小児がんで頭が禿げた子供の写真。口唇裂の新生児。痛みで足を引きずって歩く筋ジストロフィーの幼児。中学生の頃から私も自分に出来ることを通じて何かを支援しようと誓い、地元の小児病院に寄付する資金集めのために車の洗車サービスをするグループを仲間とともに作りました。その事業では約175ドル集まりました。大人になってからも小児病院を支援するための募金活動に寄付を続けています。メディカル・スクール時代を通して、私は小児科医を最も尊敬していました。子供を相手にするには特別な人間でなければできないことを知っていましたから。小児

米国小児病院のCEO報酬

	属性	CEO	年間 CEO 報酬 (2009 年)
Children's Mercy Hospital ミズーリ州 カンザスシティ	非営利団体	ランドール L. オドネル	5,987,194 ドル
Children's Hospital ミルウォーキー州 ウィスコンシン	非営利団体	ジョン E. バイス	5,465,948 ドル
Children's Hospital Medical Center オハイオ州アクロン	非営利団体	ウィリアム H. コンシジン	5,132,104 ドル

出典："CEO Pay Packages, Ranked By Hospital Revenue," Kaiser Health News, September 27, 2011

病院は私の心の中で特別な場所を占めていましたし、そこで働く医師や看護師は今でもそうです。

しかし、集めたお金を彼らが何に使っているか、主として増え続ける病院経営幹部への報酬パッケージに使われていることを知った昨年以降は小児病院に対する私の尊敬は萎んでしまいました。病院で働く小児科医から聞いた話では、地域の寄付者から少しずつ集めて総額では何百万ドルにも上るお金に関して病院は賢明な使い方をしていないというのです。研究室の学生たちと一緒に病院の財務を調べてみたところ、小児病院のＣＥＯの中には年間の報酬が５百万ドルを超える人もいることが分かりました。その他にも専用の車、ファースト・クラスでの出張、ゴルフクラブの会員権、数百万ドルに上る退職パッケージ等々の役得・特権を持っている人たちもいることが分かりました[1]。

アメリカでは小児科医や小児科看護師は全国的に不足しています。その原因として、他の専門分野に比べて賃金の低いことが供給問題の主要因であると考えられています（小児科医の初任給は平均約11万ドルからです）。加えて、小児は弱者であることからとりわけ多くの安全対策に資金が必要です。小児は投薬ミスの影響を大人よりも多く受けやすいだけでなく他の年代と比べても見過ごされがちであり、こうした問題は今日でも驚くほど高い割合で続いています。ワシントンＤＣにある地域の小児病院で働いている小児科医の友人が言うには、彼が働いている病院のＣＥＯは病院予算や人員の削減をする一方で自分の年俸は２１０万ドル（プラス様々なベネフィット）に上げたそうです。非営利組織である小児病院は税金を払わずに地域から毎年多額の寄付を集めています。私は成果に報いるというのならば大賛成で支持しますが、では彼らＣＥＯの成果というのはどのように評価するのでしょうか。この場合、患者の治療成績が改善したから、あるいは医療ミスの発生率が低下したから報酬が増えたということではありません。病院の経営陣が平均的な小児科看護師の40倍も50倍もの報酬を自分に支払っているという実例が現にあるのです。さらに深く調べて分かったのは、この小さな３００床の病院がＣＥＯに支払っている報酬は私が働いている2千床を越える巨大病院であるジョンズ・ホプキンズ・ヘルスシステムのＣＥＯよりもはるかに多くの報酬を得ているということです。役員報酬はこの国の病院リーダーたちの間にみられる説明責任の欠如のもう1つの例であることが私には明らかになりました。

経営陣に高額報酬を支払っているのはワシントンＤＣにある地元の小児病院だけではないことが分かっています。ミズーリ州カンザスシティにあるチルドレンズ・マーシー・ホスピタルのＣＥＯは病院が寄付集めのパーティを突然に何度も開催して地元の人々を驚かせた年にも６００万ドル近い報酬を得ていたのです。[2]

小銭を集める

ボストン・チルドレンズ・ホスピタル（ハーバード大学の小児病院）が開いた寄付集めの催しでは、子供たちが学校で他の子供たちからお金を集めてくるよう求められました。これが、その年（2009年）に非営利団体として1億1、100万ドルの黒字を計上し、CEOに数百万ドルの報酬を支払った組織です[3]。言い換えれば、彼らは子供たちから小銭を集める一方で巨額の利益を得ているのです。病院による寄付集めはとてもお金になるので、病院にはフルタイムで働く寄付募集の担当者が125人もいます。これは地域にいるプライマリケアの小児科医を上回る数です。ほとんどの小児病院がそうですが、寄付集めをする部門にこれほど多くの資金を投入するのは、それが非常に多額の寄付を集めてくるからです。小児病院というのは魅力的な大義があるので、誰もあえて反対する人はいませんから。しかし、そうして集めたお金はどこに行くのでしょうか。寄付が小児疾患との闘いに実際に使われているという確信が持てないので、今では私が寄付を行っているのは寄付が実際に病気との戦いに使われている慈善団体と、年間の黒字が1億ドル未満の慈善団体とに限定しています。

小児病院というものは確実にうまくいくのです。政府のメディケイド・プログラムからの安定した税金の投入があり、立派な使命があって、非課税組織である小児病院は記録的な収益を上げて経営幹部には記録的な報酬を支払っています。小児病院はフルサービスの総合病院（利益率はせいぜい1%から3%程度）と比べても数百万ドル以上上回る利益をあげています。財務が公表されている昨年2009年にはテキサス・チルドレンズ・ホスピタルは2億7、500万ドルの利益を計上し、チルドレンズ・ホスピタル・オブ・フィラデルフィア（ＣＨＯＰ）は3億5、９００万ドルもの利益を計上しました。その同じ年、ロイター通信の報道によれば全国の総合病院の半分が収益トントンにまでさえもなっていないのですが、それでもＣＨＯＰは政府から1億2、１００万ドルもの助成金を受け取っています。[4] 寄付をする人や政策立案者を含めて、小児病院がこんなにも業績が良いことをほとんどの人は知らないのです。

　病院の役員報酬は２００８年から２００９年の景気後退の中でも上昇しています。こうしたＣＥＯは医師でも看護師でもありません。経営者です。アメリカの他の大規模な非営利組織で、このような額の役員報酬を支払っている組織はありません。アメリカ赤十字社の社長兼最高経営責任者であるゲイル・マクガバンの２００８年の報酬が激しい論争の的となりましたが、それでも５６５、０００ドルでした。

　小児病院は良い仕事をしていますが、中には透明性を受け入れない経営者が運営している病院もあります。どこに寄付するかは個人の判断ですが、知識に基づいた選択でなければなりません。地元の小児病院の寄付集めのために学校で開かれるダンス大会で夜通し踊るより前に、その病院の税務申告書を見て、集めたお金がどのように使われるのかを聞きましょう。病院は術後感染率を公表しているか、医療ミスの後で子供や両親に対して口止めするようなことはしていないかなど聞いてみても良いでしょう。もし答えが納得のいかないものであったなら、小児疾患の治療を研究している財団に寄付することを検討しましょう。

　小児病院が地域社会から積極的に寄付を集めるのならば、その収益は子供が直面している医療問題への対処に使われるべきだというのが私の意見です。ウォール街の権力者たちと同じ理屈を使って病院経営者の懐を潤すのには使われるべきでありません。小児科医と小児科看護師の国内における深刻な不足が、現在、医療アクセスへの格差拡大と受診までの待ち時間の長さとなって現れています。不足の危機にあるのは小児科医や小児科看護師であって、病院のCEOは足りているのです。

私がメディカル・スクールの学生だった時、クラスメイトが小児科を生涯の仕事と考えながらも救急専門医や放射線科医の方が3倍の給料を稼げるので思いとどまったのを目にしました（巨額の学生ローンを考えると、この給与の差は大きいです）。地域の医療センターが合併して巨大組織に買収されると、一部の組織で決まって行われるのが病院の利益向上策としての医療従事者の給与凍結です。小児病院は豊富な利益を働く人と共有し競争力のある給与を支払うことで、小児のプライマリケアと看護とをより魅力的な職業選択肢にしなければなりません。

これまで長い間、小児病院に投入される巨額の政府資金に疑問を差し挟む人が誰もいませんでした。病気の子供たちを癒すことには文句のつけようのない意義がありますが、巨額の手元資金をため込む助けをすることに意義はありません。小児病院の莫大な利益と、ますます高額となるCEOへの報酬は、こうした施設に対する政府の補助金に関して再検討の必要があることを示唆しています。非営利団体ですので小児病院は株主や投資家に対する説明責任を負いません。説明責任がないというだけでも注意深い関心とより詳しい精査がなされるべき理由として十分です。最近の金融危機が示したように、ファニーメイやフレディマックなど、公共の利益のためにあるとして政府の補助金を何十億ドルも受けている組織も、国の健全性の観点から有害だと分かることがあるのです。

大企業化

私の友人たちにざっと聞いてみたところ、病院経営幹部への数百万ドルの報酬も組織の収入や管理している職員数などを考えれば合理的だと考えている人が約半分いることが分かりました。そして、残りの半数はとんでもないことであると考えていました。しかし全員が同意していたのは、地域の学校や慈善団体から巨額のお金を吸い上げ、現場で働いている人の給与を削減しながら同時に役員報酬を法外なレベルに引き上げるというのは非倫理的であるということでした。非営利組織である小児病院の経営幹部への報酬高騰は医療機関にとって体面を汚す事態となり始めています。アメリカの納税者はＡＩＧの経営陣が高額給与や高額ボーナスを受け取ることになっていることが分かって激しく怒りました。今日、国民はなんとか政府支出を削減する方法を見つけようとしているのです。記録的な黒字と法外なＣＥＯ報酬を支えるために税金を投入する必要が本当にあるでしょうか。何十億ドルもの税金が投入されている業界にあっては、その掲げる理想がどんなに高貴なものであっても説明責任が問われるべきだということを様々な問題を通じて私たちは学びました。

最近、ワシントン・ポスト紙のベテラン記者でピューリッツァー賞受賞者のギルバート・ガールを紹介されて話す機会がありました。私の公衆衛生政策研究チームを率いた調査と並行して、彼も小児病院による不謹慎な行動について長く調べていました。ガール氏は小児病院の幹部や会計士に対して、子供たちから小銭を集める一方で経営幹部に数百万ドルもの報酬を支払っているという道徳上のジレンマを問い質していました。そして、寄付されたお金や政府からの補助金は経営幹部への報酬には使われていないという小児病院の主張は、「ポケットが違うから別のお金だ」と言うようなもので言葉遊びに過ぎないと彼は結論付けました。言い換えれば、費用の付け替えをしているのです。

フォーブス誌によれば、小児病院は総収入の約4分の1が寄付からの収入です。チルドレンズ・ナショナル病院の経営幹部（ここでは名前は伏せますが）が、最近24時間テレビで寄付を募りました。そして、その数か月後には新しい臓器移植センターが開設されて移植を必要とする子供たちに親が臓器を寄付することができるようになりました。懸命に集めた寄付の成果とも言えるでしょう。言葉の上では素晴らしい話に見えましたが、手術は自分の病院の外科医がするのではなく、また、外科スタッフを増員したりすることもなく、メッドスター・ヘルスという法人と契約を結び、外からこの法人の移植外科医がやって来ては両親の臓器を取り出し、そして済んだら帰って行くのでした。

センターが開設された直後、小児科の研修医が職場に着いた途端、患者の1人を一目見て、「なんだ、これは？」と叫びました。それはドナーである親でした。ガリバー旅行記に出てくる、小人に囲まれたガリバーのようでした。体の大きな患者のケアに不慣れでも、小児科スタッフにはその責任はありません。彼らが訓練を積んだ専門分野は成人の医療ではないのですから。経営幹部が着手した新たなビジネスは深刻な医療安全問題を引き起こしました。患者に術後合併症の発生がなければ健康な状態で退院できるでしょうが、何か問題が発生した場合に医師が救急カートに手を伸ばしても、そこに用意されているのは小児用医薬品だけなのです。

案の定、父親が手術後に合併症を発症して人工呼吸器が装着されました。しかし、人工呼吸器を装着された患者の管理で病院の医師たちが良く理解しているのは子供だけでした。医師は支援を求める必要性を判断して、手術の実施後に「帰って行った」移植医に連絡を取りましたが、彼は患者を見ることなく電話でいくつかの助言を与えただけでした。父親の状態は悪化し、数日後に危篤状態となりました。病院の小児科医たちが大騒ぎしている中、患者は移植外科医のいる病院に転送されました。幸い父親も、父親が臓器を提供した子供も、両方が生き延びることができました。今回は。こうした状況が地域の医師の間で大きな注目を集め、患者の安全に対する重大な脅威であると考えられてチルドレンズ・ナショナル病院はすぐにこの移植プログラムの終了を発表するに至りました。

そもそも、移植外科医がいる定評ある移植センターでこの手術が行われなかったのは何故でしょうか。チルドレンズ・ナショナル病院には成人を治療する能力も専門知識もないことは明らかでした。それでも高給のCEOは医療の現実や安全性の問題をあえて理解することなく、他の病院の医師からの応援を仰いで移植プログラムを推進したのでした。医療のことは知らなくても移植治療が極めて高収益であることは知っていたのです。

小児病院は経営幹部への便宜としてのゴルフ会員権にお金を使うよりも、病院をより安全にするためにより多くのお金を費やすべきです。どこの病院でも看護師、医師、技師たちは皆、医療ミスを防ぐ方法についてたくさんの良い提案をしています。研修医は今でも連続30時間勤務で重病の子供たちに医療を提供しているのです。数人の医師や看護師を補充することから始めるのでも良いでしょう。

もしあなたが小児病院に寄付したいと思ったら、その病院と他にもいくつかの病院の財務状況や透明性に関して尋ねて、その後で賢い選択をするようにしてください。チャリティー・ナビゲーターとか、カイザー・ヘルス・ニュースなどのウェブサイトを利用して、あなたが住んでいる地域の小児センターのランキングを調べるのも良いでしょう。良好な財政状態にある非営利組織ならば収入が1ドルあれば少なくともそのうちの75セントを実際の医療サービスに直接投入し、それを証明する証拠の書類もあるはずです。あなたのお金が子供たちを助けるためにどのように使われるのか、あなたのお金が何を買うために使われるのか、そうしたことを正確に示している地元の非営利組織を選んでください。経営者に年間500万ドルも支払わない、多くの優れた、きちんと運営されている慈善団体はあります。病気の子供たちを助けるために寄付されたお金をどのように使う計画か、彼らは喜んで明確に教えてくれるでしょう。

第11章

食べる物は自分で捕まえてこい

脊椎手術の適用範囲

腰背部の間違った側に手術を受けた私の同僚、ピーター・アッティアのことは覚えていますか？そもそも彼はどうして腰背部の手術を受けることになったのでしょうか。ピーター本人は、手術は必要なかったもので理学療法と疼痛管理とで対処できたはずだと思っています。こうなった理由は、腰背部の手術が現代の医療で最も収益性の高い分野の1つであるということにあります。腰背部の手術に参入するインセンティブは非常に強く、今日、高度な訓練を受けた若い外科医は脳外科手術よりも腰背部の手術を好みます。

私は脳腫瘍などの分野に興味を持った若い医学生が研修医として素晴らしい研究をするのを普段から

目にしています。こうした才能ある人々は脳腫瘍分野でも将来が約束されているのですが、研修期間が進んでいくとがんの研究から横道に逸れて脊椎など腰背部専門の外科医になることで得られる高額報酬が目につくようになるのです。ホプキンズの脳神経外科医であるマイケル・リム博士によると、12時間かかる複雑な脳腫瘍手術でメディケアから支払われる診療報酬が約5、000ドルであるのに対して、2時間で終わる腰背部手術はこれよりも遥かに高額の報酬となるそうです。これは強力なインセンティブです。長時間かけて繊細な脳腫瘍手術を行う代わりに、1日に2、3件、背中の手術を行えば1日で15、000ドルから20、000ドルの収入を得ることができるのです。年々歳々、ますます多くの脳神経外科卒業生がもっぱら腰背部の手術に参入していくのも驚くにはあたりません。

このように市場が変貌していく中で、オレゴン州ポートランドの62歳の元工作機械オペレーターであるロナルド・ジョンソンのように、2年間で6回も腰背部の手術を受けるというような患者が出てきました。7回目の手術が必要だと言われたときに、ウォール・ストリート・ジャーナル紙がこの話を暴き出しました。患者は手術を受けるたびに症状が悪くなるように感じていたのですが、それでも医師を信頼していました。[1] ウォール・ストリート・ジャーナルによってこの医師の再手術率がとんでもなく高いことが暴露されるまでは、この医師は避けるべきだとは誰にも分かりませんでした。

ケンタッキー州ルイビルでは、5人の神経外科医が記録的な数量の金属製インプラントを脊椎にねじ込んでいました。2009年に、このグループはメディケア患者に対して国内で3番目に多い数の脊椎固定術を実施していました。税金から彼らに支払われたメディケアのお金に加えて、外科医たちは金属インプラントの製造企業であるメドトロニック社からも直接700万ドルを受け取っていました。[2] これらの手術は正当化されるものだったのでしょうか。それは分かりません。しかし、私が自信を持って言えるのは、脊椎固定術は議論の余地があり判断の難しい領域だということです。実際、腰痛手術の適応症の中には疑問符がつくものもあります。保守的な腰部外科医は、椎間板変性症（脊椎固定術が必要であるとして最も引き合いに出される）は手術を必要とせず、理学療法と鎮痛剤で同じように効果的に治療できると主張しています。しかし、手術からの収入という誘惑があるために、理学療法と疼痛管理というような時間のかかる治療を最初にまずやってみるという医師は少なくなっています。

メディケアでは手術は税金で賄われます。医療費の上昇というテーマで私がいつも思い出すのは、このたった1種類の手術に国が払っている年間23億ドルの支出です。（ウォール・ストリート・ジャーナルによる試算では1997年から2011年にかけて400％増加しているそうです）[3]。国家財政の健全性という観点からは、腰痛治療に見られるような医療費の大きな変化が医療費増大の真の原動力であることは明らかだと思います。

メディカル・スクールの学生だった時に、私は腰部の手術を専門とする整形外科医のアレクサンダー・ヴァッカロ博士と短期間ですが一緒に働きました。アメリカ食品医薬品局が1995年に初めて脊椎インプラントによる固定術を承認して手術ブームが起きると、様々な病院が脊椎外科医を採用して脊椎手術センターの建設ラッシュとなりました。ヴァッカロ博士はこのブームに乗って、2009年には6つの機器メーカーからロイヤルティ収入として415，000ドルから2，030，000ドルを受け取り、9つの機器メーカーからはコンサルティング料として165，000ドルから666，000ドルを受け取り、更に加えて医療機器メーカーを含む28の会社から株式を受け取ったことを明らかにしました。彼の病院は複雑な脊椎固定術の実施数で国内第4位にランクインし、5年間に脊椎手術でメディケアから約3,000万ドルの診療報酬を受け取っているのです。ヴァッカロ博士は素晴らしい笑顔の気さくで親しみやすい愉快な人です。彼は違法なことは全くしていません。私は彼の臨床的判断を疑うことはありませんが、ただ経済的な利益相反となると話は別です。この点について明確に定められた判断基準はほとんどありません。そして、患者が長く続く痛みに悩んでいたりする場合には、理学療法と疼痛管理という時間のかかるやり方よりも手っ取り早い解決策の方が選ばれがちなのです。

必ずそうだとは言えませんが、利害関係のある企業から資金提供された医学研究では、そうした企業にとって都合の良い結果になりがちです。従って、私自身は調査研究に際して業界からの資金提供は決して受けないことにしています。しかし毎度のことですが、研究が新聞・雑誌などの見出しを飾ると、こうした企業が資金提供の申し出に私の研究室へ殺到します。それでもこれはキックバックになると思いますので、たとえ潜在的なものであってもバイアスがかかってしまう誘惑に私は駆られたくないのです。業界からこのように個別に与えられる助成金は拒否するのが医学界では益々一般的になりつつあります。NIH（アメリカ国立衛生研究所）やその他の中立的な立場の医科学組織を通じて運営され、客観的な科学研究を支援する基金に業界として資金を出してもらう方が良いのではないでしょうか。これに対応して、こうした組織が商業的影響を受けないよう保護するべきです。ほとんどの医療機関にとって、大手の製薬会社や機器メーカーとの結びつきは自らの自由を奪うものとなりかねません。実際にある時、全国規模で催された外科学会会場に着くと、登録ブースで名札や会議資料と共にパンチカードを渡されました。受付の人からは「これがあなたの会議資料、そしてこれが会議に出展している企業の一覧表です。出展者のブースを回ると出展者があなたのカードにサインします。終了までに全ての出展者からサインをもらうとｉＰａｄが無料でもらえる抽選に自動で参加できます」と言われました。私はその場で「要りません」と答えました。

刷り込まれた条件反射：何かをせずにはいられないカルチャー

病院文化の調査での質問項目「あなたは自分が病気になった時、自分の病院で治療を受けたいと思いますか?」でシュレックやホダッドが暴き出されますが、治療をしすぎる医師も見つけ出されます。

患者を治療することは私たちが医師として教えられていることであり、常に期待されていることです。従って過剰治療にはなりがちです。私たちはメディカル・スクールの早い段階から行動するように刷り込まれていますので、出来るのだったら、やります。出産に立ち会う時は、医師はまず母体から赤ちゃんを取り上げることを教えられます。次に教えられるのは赤ちゃんのお尻に温度計を差し込んで体温を測ることです。メディカル・スクールでそうしろと言われた時、私の最初のリアクションは「どうして?」でした。

すると「口で測れないから」と言われました。

新生児には連鎖球菌性咽頭炎が多いので、新生児は全員がお尻に温度計を入れられるという苦痛を受けるのでしょうか。これが生まれてから数年たってからだったら人生を変えるほどのトラウマになっているでしょう。その後メディカル・スクールで何人か子供を取り上げる光栄に浴したとき、私は体温計測をしませんでした。また、他の人にも「ちょっと知りたいから」というぐらいの理由だったら測らないようにさせました。それでも赤ちゃんは皆、無事健康に育ちました。

メディカル・スクールはとても厳しいところですが、それは色々な概念が難しいからではなく、余りにも多すぎるからです。例を挙げれば、尿中に痛風の結晶があれば痛風の治療薬（コルヒチン）を処方するという知識は「難しい」ことではありません。難しいのは、病気が何千種類もあって、その1つひとつに対応する治療法があることです。

この全ての情報に対応する最も良いやり方は、心の中で物事をペアとして組み合わせることです。病気は治療法とペアにします。がん＝化学療法というように。検査数値の異常値は治療薬とペアにします。低カリウム＝カリウム投与、高コレステロール＝コレステロール低下薬投与、等々です。腫瘍は、それを切除する手術名とペアにします。学ぶことは山ほどあって、医療ではどんなものでも治療で行うことと組み合わせて初めて実態のある物となります。その結果、診断、症状、あるいはX線写真の所見といったものには条件反射的に治療や次に何をすると反応するのです。

この大量記憶競技に参加して気付いたことは、いつ治療するのが適切かという観点が欠けていることでした。実際、血液専門医である父が私のメディカル・スクールでの試験勉強を手伝ってくれていた時のことですが、リンパ腫の治療法を2人で復習していました。嫌になるほどたくさんの病気とそれに対応する治療法を私が暗唱していると、「その治療は患者がその薬の中毒量に耐えられる時に限定されるよ」と父が口を挟んできました。「お父さん、試験のためにはそんなこと知る必要ないよ！」とその時は答えましたが、後になって気が付きました。父親の警告に私がイラっとしたということは、メディカル・スクールでの学習でいかに私がロボットのように機械的にやっていたかを示すもので、賢く考えるよりも速く考えることに重きを置くように自分でも気付かないうちに刷り込まれていたのです。

出来るのだったらやるという医療文化が最も明らかに出たのは、私が学生時代にバンクスさんという高齢の女性患者をフォローするように割り当てられて、多くの時間をこの夫人に割いた時です。彼女は非常に予後の悪いがんである卵巣がんと診断されていました。診療チームからは、CTスキャンと血液検査の結果とから99％その診断で間違いないと私は言われました。これを聞いた時に私の頭の中では「卵巣がん＝両側卵管卵巣摘出術を含む子宮摘出術」という組み合わせが記憶バンクから吐き出されました。従来の治療法では子宮、子宮頸部、卵管、卵巣を切除する大手術となります。しかし、バンクス夫人は親しくなった私に対して、手術を受けたり化学療法を受けたりするのではなく、死ぬ前には家族と一緒の時間を過ごし、そしてほんの少しだが、いくつかしたいことがあると話していたのです。治癒の可能性は低いものの、それではその可能性を諦めることになると彼女に説明した後、私は彼女の希望を尊重して彼女の治療計画が話し合われる朝のスタッフ会議でこのことを伝えようとして、症例の説明から始めました。

「バンクスさんは82歳のアフリカ系アメリカ人女性で、…」

「彼女はもう生検は受けた？」指導外科医が事務的に私の発言を遮りました。

私は立ち上がって、彼女が腫瘍の治療を望んでいないこと、従って生検やMRIはおそらく必要ないだろうということを説明し始めました。すると言うまでもないことですが、私は同僚や指導医（私を採点して評価する人々です）の面前でボロボロに批判されました。それでも、なぜまだやっていないんだと質問を浴びせられても私は反対しました。

「彼女は何もされたくないのです」と私は全く取り合ってくれない人たちに向かって叫びました。「本人が治療を拒否しているのに、生検やＭＲＩをやるんですか？」彼女の状態でのＭＲＩは卵巣がんの診断には適していないことを知っていましたし、他の医師たちがバンクスさんは閉所恐怖症でＭＲＩの狭い空間に入れられることが精神的なダメージになることにも気にかけていないのには怒りさえ感じました。私の抗議に対して指導医は、ＭＲＩの直前に鎮静剤を投与してＭＲＩ検査を受けられるようにしろと私に命じたのです。

なぜそこまでしてやる必要があるのか、指導医からの説明は自分勝手なもので私には到底信じられない言葉でした。「彼女がしたくないと言っても、我々は検査をして結果を知る必要があるのだ」

当惑した私は、前日に放射線科医から聞いた内容を彼らに伝えました、ＣＴスキャンでは99％の確度で卵巣がんであると。すると上級指導医は「99％じゃ駄目だ。医療では１００％確実でなければだめだ」と怒って答えるのでした。

しかしバンクス夫人は違っていました。私はストレートに「この腫瘍が何か知りたくはないですか？」と彼女に尋ねたのです。すると答えは明確な「Ｎｏ」でした。99％は彼女にとっては十分すぎるほどでした。それでも医師たちはメリットを誇張しリスクを少なく説明することによってバンクス夫人に生検を受けるのに必要な書類へサインすることを納得させたのでした。彼女は勇敢な女性でしたが、ついに医師からの強い圧力に屈したのです。インフォームド・コンセントの手続きはひどいもので、ほとんど何もインフォームされませんでした。なぜ生検を受けるのか、彼女は本当に分からなかったと断言できます。そう断言できるのは、彼女の担当医たちは私にすらも必要性をきちんと説明できなかったからです。腫瘍に対しては生検を取るという、この条件反射的衝動はまるでだれも止めることが出来ない列車のようでした。

不幸なことにバンクス夫人が処置を受けたとき、生検針が誤ってがんの周囲にある大血管を傷つけてしまいました。そのため、出血性合併症によって追加で6週間の入院を余儀なくされました。その間に、輸血やら何回もCTスキャンを取られるやら、さらには血腫が腸をブロックしたことによって経口摂取ができなくなったことによる栄養不良までありました。

こうした地獄のような6週間が、彼女がこの世にいた最後の9週間のうちの6週間となったのです。

明らかにバンクス夫人は生検のリスクをきちんと知らされていませんでした。我々は、不必要で望まれてもいない、そして最終的には有害な処置を患者に押し付けたのです。もはや私にとって議論の余地はありませんでした。私が看護していた人に危害を与えてしまったのです。指導医のトップの部屋に呼ばれて何が起きたのかを説明するように言われた私は、バンクス夫人の生検について反対だった私の意見を詳しく述べました。しかしそこで言われたのは、患者は何をしたいのか自分では分からないことがあるので、私たちが決める必要があるということでした。私が心の中で思ったことは、これは極めて不誠実なことであり、私はこんなことで医学の道に進んだのではない、と。

辞めないで欲しいとの声が溢れる中、私はメディカル・スクールを去りました。幻滅したのです。本からはたくさんの知識を得ていましたが、診療所で診察した患者の半分近くは適当な診断名が与えられるだけで、現代医学は患者に何も提供できていないように思えました。残りの半分の患者が病気なのは、肥満、喫煙、あるいは自分自身の管理ができていない、つまり予防可能な問題に起因しているように思えました。医学から足を洗う時だと感じ、そして実際に辞めたのです。

私はハーバード大学公衆衛生大学院に入学し、そこで情熱を傾ける対象を見つけました。そこで私は、病気がもたらすグローバルな課題の研究や、医療における優先順位付け、一般大衆の行動を大規模に変える方法について話し合うことなどに没頭しました。しかし最終的には患者を直接治療したいと思うようになっていきました。それと同時に、公衆衛生学、外科手術、研究、それぞれの分野で高く評価されるとともに、時代の最先端にいる素晴らしい指導者とも出会いました。その後、私はメディカル・スクールに戻って卒業し、自分でこうすべきだと考えていた通りのやり方で正直に医療の実践を続けることができました。

人は金槌になると…

医療の進め方に大きなばらつきが生じるもう1つの大きな要因は、「人は金槌になると全てのものが釘に見える」という問題です。この問題はあらゆる段階で現代医療の支障となっています。理想に燃える医学生として、治療の進め方については広く受け入れられたエビデンスに基づく基準があると私は思っていました。しかし、若い医師として初めてコンファレンスに参加したとき、私は大きく目を覚まさせられる経験をしました。発表者が1枚のCT画像を示して外科医たちの意見を求めたのです。そのCT画像は1つの疾患を示していました。患者の肝右葉の真ん中に5センチの腫瘍が映し出されていたのです。それはおそらく慢性で非活動性のB型肝炎感染に起因する肝がんと思われました。それ以外の点では患者は若く健康で、肝硬変（肝障害）の兆候もありませんでした。がんを専門とする外科医は腫瘍の切除を勧めましたが、聴衆の中の移植外科医が肝移植を勧めたので私はびっくりしました。一体全体、肝移植を勧めるというのはどういうことだろうか。彼の肝機能は、全ての検査で正常に機能しているというのに。

「人は金槌になると、目に入るすべてのものが釘に見えるのさ」と私の同僚が小声でつぶやきました。

会議の後、この若い男性の肝臓を取り替えるという提案に当惑したので、この患者についてさらに調べてみました。臓器移植をすれば一生を通して免疫抑制剤の使用とHIV感染者と同様の感染リスクを負うことになるのですから。すると、患者はセカンド・オピニオンをこれまでに複数取得していたことが分かり、その中にはアイビーリーグのメディカル・スクールに所属する2名の医師もいたのですが、その2人のいずれもが移植を推奨していたことが分かりました。しかし、その相談された「肝臓の専門家」とは2人ともがんを専門とする外科医ではなく、移植外科医なのでした。私から見れば、肝臓全体を取り替えてしまうのではなく、右葉にある腫瘍を取り除くことが理にかなったことと思えました。肝移植手術だけでも実にたくさんのリスクがあります。新しい臓器を身体が拒絶することで手術後数年以内に死亡する割合が5分の1、移植後に患者を苦しめることで悪名高い日和見感染症もあります。また、免疫抑制剤にはリンパ腫を引き起こす長期的なリスクがあります。生活の質という観点だけからみても、移植患者は手術後の数年間は頻繁に入退院を繰り返します。さらに、移植後は生涯死ぬまで10錠の薬剤を服用しなければならないこと（移植でなければ必要ありません）を外科医は考慮に入れたのでしょうか。様々な観点から考えて、この若い男性に移植を施すことは私や私の同僚のほとんどの人が間違っていると考えました。

移植手術とがん手術の両分野について広範囲にわたるトレーニングを受けた、国内でも有数の外科医である友人に電話をして聞いてみました。彼によると、移植外科医とがんの専門医との間で縄張り争いが全国的に繰り広げられているとのことでした。両者がともに肝臓のエキスパートであると主張しているそうです。そして、それぞれが自分の知っている知識に基づいて異なった視点で物を見ていると話していました。彼の結論は会議で私の同僚が話していたことと同じでした。人は金槌になると目に入るものが全て釘に見えると。

この法則は、現代医学のあらゆる分野で当てはまります。専門領域が枝分かれして細分化しながら成長している今日では、過去にある治療が行われた理由を理解しようと同僚の医師と話すと、この言葉が日に何度も出てくるように思います。

医師がセールスマン

医師の間で過剰治療についての話は実にたくさん溢れています。[4] このテーマについてはこれまで多くの研究がなされていますが、医療の様々な専門分野には過剰治療に向かうそれぞれ固有の指向性があると私は思っています。私自身の専門分野である膵臓がんの分野においても然りです。

膵臓がんはジョンズ・ホプキンズでの私の診療の半分を占めています。私を含めて4名の医師が世界中のどの病院よりも数多くの膵臓手術を手掛け、この病気に関する多くのノウハウを組織として蓄積しています。背景をまず言いますと、膵臓がんの治癒率はわずか5～10％です。それにもかかわらず、出来ることは何もないと間違ったことを言われた後で私たちのもとにやってくる患者さんが大勢いる一方で、その逆に、過剰な治療を受けている患者さんもたくさん見てきました。膵臓がんの治療では手術だけがたった1つの希望です。私の人生は手術を望む患者に希望を提供することに捧げられています。治療にどれだけ積極的に取り組むかを決めるのは患者（医師の助言と共にですが）さんの選択です。患者のやる気が強く、腫瘍が除去可能であれば（つまり、患者が適切な外科的治療の対象である場合）、成功の可能性がどんなに低くても私は治療を行います。しかし、最終的な決断は患者の手に委ねられます。私は、患者が完全かつ正確な情報を得るように一生懸命取り組みます。

しかし、手術に適していて治癒の見込みがあるような早期に発見される膵臓がんはほんの一握りです。大多数の場合に平均生存期間は14か月です。膵臓がんはおそらく最も成長の速いがんで、化学療法もうまくいきません。4分の1くらいの割合で化学療法に反応する膵臓がんもありますが、化学療法を行っても平均約1か月生存期間が伸びるだけです。そうです、たったの1か月です。新しい化学療法を組み合わせた最も良好な研究結果では2か月の延命効果が示されていますが、この療法は非常に毒性が強く、率直に言って悲惨です。

膵臓がんに対する放射線治療のメリットを裏付ける研究はさらに不確実です。この問題に決着をつけようと、ヨーロッパのグループが放射線の利点を調べるために共同で複数の病院でランダム化比較試験を行いました。結果は利点が認められなくて、害もあったために試験は早期に終了しました。[5] 今日まで、引用数の多いこの研究のために米国以外では膵臓がんに放射線を用いることはほとんどありません。しかし、米国内では放射線は一般的な治療法となっています。

もし手術ができない膵臓がんを患っていた場合、平均1~2か月の延命効果を得るために人生最後の年に化学療法を受けようと思いますか。もちろん個人の自由です。私は人生を愛していますし100歳まで生きたいと思っていますが、もし自分が手術不能の膵臓がんだと分かったら、カリブ海に移住してピニャ・コラーダを手に、足の指の間には砂を挟んだ生活で残された日々を楽しむだろうと断言します。私はどうなるかを知っているので、週に3回も病院に通って点滴の針を刺して有毒な化学療法薬を体内に入れるようなことは決してしません。そんなことをすれば、貴重な最後の日々をぐったりして吐き気を催しながら過ごすことになるからです。

どうするかは最終的には患者自身が決めることです。しかし個人的な判断も、事実上の化学療法薬セールスマンという性格を医師が持っていることから生じる経済的利益相反によって影響を受けることはあり得ます。そうなのです。化学療法の販売代金に応じて医師はコミッションを稼ぐのです。処方箋があればどこでも購入できる他の薬とは異なり、ほとんどの化学療法薬は病院でのみ販売されているのです。化学療法を患者が選択すると、医師と病院は薬の利ザヤという形で何千ドルも収入が増えるのです。化学療法を行うことで病院に経済的インセンティブがあることを知る必要があります。もちろん、医師は彼らが費やした時間や、化学療法を望む人に薬を注入するというサービスに対して報酬を支払われるべきです。しかし、サービス料金は薬の料金とは別であり、薬の料金は他の薬と同じように価格を比較して安い商品を選ぶというような購入は化学療法薬ではできません。病院が保管室の鍵を持っているのです。化学療法薬を所有しているのは病院であり、そこにどれだけ販売代理店としての病院の利益が上乗せされていたとしても、患者は病院の言う代金を支払わなければなりません。

この不透明な制度から生じる利益相反は重大で、それでいて患者に開示されることはめったにありません。医学的な判断としてどちらとも言えないような場合には、その判断を左右しかねません。医師は概して善良な人たちですが、日夜努力して診療行為を続ける中で色々な方向から圧力を受けながら活動しています。そうした圧力の1つに、医師が何ドル稼いでいるかと監視する上層部の医師や病院経営者の目があります。患者にとっては追加的な効能がわずかでも、収入が増える治療を医師が推奨しても驚くことではありません。

私にもこれはフラストレーションです。以前、虫垂炎を起こした少女の手術で午前2時に病院に行きました。虫垂が破裂し、手術はとても難しく2時間半かかりました。保険会社から私に支払われたのは15分間ずつ3回のフォローアップ診療も含む手術代金として約600ドルです。こうした眠れない夜を何度か経験すると、もっとたくさんのお金を稼ぐうまいやり方を見つけたいという誘惑を感ずるようになるのは私も同じです。よりたくさんのお金を稼ぎたかったらもっと手術しろ、もっと多くの患者を診察しろと病院からは医師にあからさまな圧力がかけられます。私の知り合いの医師は所属する部門長から次のような電子メールを受け取りました。

年度末に向けて、より多くの手術をするように努力してください。あなたの生産性によって、あなたのボーナスが決まります。

彼は、「胆石のない正常な胆嚢でも摘出しろということですか？」と返事をしたそうです。

実際、全国に散らばる私の知り合いの外科医の多くが同様の電子メールや最後通告を受け取っています。しかし、クリーブランド・クリニックは違います。そこでは「適切な医療」を奨励するため、医師は全員が固定給与制です。医師の間で「食べる物は自分で捕まえてこい」とよく言われる成功報酬型給与と固定給与と、これら2つは給与モデルの対極にあります。一方にはクリーブランド・クリニックのような医療施設があってインセンティブ制が質の悪い医療を促進すると主張しており、もう片方には報酬コンサルタントがいて病院にやって来ては強力だが月並みな成功報酬型のインセンティブ・プランに医師給与を変更して病院収入を増やす方法を指導することで生計を立てています。[6]言うまでもないことですが、病院経営者の間ではインセンティブ・プランに人気があり、職を探している若い医師の間では固定給与制に人気があります。

診断から治療への医師の条件反射的反応、患者からの期待、強力な経済的インセンティブなど、様々な方向からの力が働く中で、膵臓がんとなったほとんどの患者は化学療法か放射線治療、またはこれら2つを組み合わせた治療を受けることになります。これは患者自身が決断することですが、問題なのは、こうした選択肢がどのように患者に示されているかということです。本当のところは必要でもないし本人も望んでいない治療を受けさせられる患者を、私はこれまでに何千人と見てきました。バンクス夫人もその1人です。彼女にはあの処置は必要ではなかったし、本人も望んでいなかったのです。しかし、とにかく彼女は受けました。担当していた医師がそれを強く促すとともに、彼女に処置を受けるよう要求したからです。彼女は最終的に医師を信頼して、自分にとって何が最善かを決めさせたのでした。

裏に隠れた販売手数料や膵臓がんの過剰治療より何よりも私の心が痛むのは、結果としてですが効果として期待できるのはわずか1〜2か月寿命が伸びるに過ぎないことを多くの患者が知らされないことです。非常によく引用される1つの研究が示すところでは、がん患者の約半数が亡くなられた同じ週に化学療法あるいは放射線治療を受けているという事実です。[7] がんを専門とする外科医として、がんを専門分野とする医師ならば誰でも患者の死亡時期については分かると思います。患者が尊厳と安らぎを感じながら死ぬ権利を尊重し、各患者に適切な治療を考えることで今より良い医療ができるはずです。

治療手段の選択肢が増えるとともに化学療法薬に上乗せされる料金もあって、がんセンターは病院にとって今や利益を生む場所となっています。今ではどんな病院にもがんセンターがあって、拡大している様子です。これらの新しい派手な建物は化学療法の収入を原資として建てられていることが多いのです。次に病院を訪れた際には、花崗岩製の床材が敷き詰められたがんセンターのロビーが太陽の光を浴びてどんなに輝いているか注意して見てください。そして、それを他の病棟の所々破れたビニール製の床と比べてみてください。

裏に隠されたお金のやり取りも患者から分かるよう、透明性を持ったものにすべきです。患者はあらゆる選択肢を公正に伝えられるべきです。医師に成功報酬体系に基づいて給与を払う病院に固有のセールス・トーク無しに、公正に。どの治療を行うか、あなた自身が選ばなければならない場面に直面した時には常に、それぞれの選択肢の平均的な効果と、その選択肢を選ぶことに伴う生活の質とにおける違いはどうなるのかと尋ねてください。これらは全て治療を始める前に患者に対して簡潔明瞭に示されなければならない事柄です。

最後に、医師の給与体系がクリーブランド・クリニックのような方式なのか、それとも成功報酬型なのか病院から患者に開示されていればより完璧です。手術数が目標に達しなければボーナスは無い、と電子メールで医師を脅すような病院ではないか知りたいと思いませんか。次に治療を受けた時に病院が医師に支払う給与体系がどのようなものか聞いてみましょう。ことによると、その答えに驚くことがあるかもしれません。

ルセンティス

化学療法薬はがんだけに使われるものではありません。眼科医が特定の眼疾患を治療するために使用することもあります。従って、がんの場合と同様に処方すると多額の追加収入が得られる場合もあります。2010年にニューヨーク・タイムズ紙が報じたところによれば、製薬会社が設定した目標処方量を達成した医師にはボーナスが支払われたそうです。医師は製薬会社からのキックバックの取り決めについて外部に話したり、その詳細を開示したりしないと書かれた製薬会社の書類にサインしています。

ニューヨーク・タイムズ紙が見つけたのは、加齢に伴う視力喪失の治療に使用される2つの薬のうちの1つに関連するボーナスプログラムでした。（ルセンティスは1回の注射の定価が2、000ドル、アバスチンは同じく40ドル）。同紙の計算によれば、1人の医師がルセンティスの注射で目標数に達すれば年間58、000ドルの収入を得るとのことでした。[8] ルセンティスによる治療を受けている患者のほとんどが、製薬会社が販売目標を達成した医師にリベートを支払っているとは知らないだろうと私は確信しています。

こうした奨励金制度が利用されている医療分野がどれくらいあるのか、これまで包括的に調べられたことはありません。販売目標を第一に考えて非倫理的に薬を患者に押し付けている医師がどれくらいいるのか、確かな数を知る方法はありません。

米国医師会のような一部の医師会・学会では、医師が論文を発表する際には医学雑誌に、そして会議などで話す際には聴衆に対して、それぞれ企業との提携関係を開示するように定めていますが、では、患者に対してはどうでしょうか。最近の情報公開規則では、医師が製薬会社や医療機器会社からお金を受け取った際には報告することが義務付けられていますが、報告する相手は患者ではありません。政府に対してです。データベースを一般に公開するのは政府です。医師に強力な金銭的インセンティブをつけることを賞賛する人も多くいますが、インセンティブが行き過ぎている特定の病院にあっては、国民からの信頼を損なうものとなっています。

豚の丸焼きパーティー友達

ジョンズ・ホプキンズ病院での在職期間中、ボルチモア市近郊のセント・ジョセフ・メディカル・センターであまりにも多くの心臓ステント手術が行われているという噂を医療関係者から聞きました。セント・ジョセフは、ジョンズ・ホプキンズ病院から10キロほどのところにあって、地域住民が利用する評判の良い病院です。日頃その病院で治療を受ける人たちを私は大勢知っています。地味な古い建物に隣接して、2つの豪華で新しいリッツカールトン・ホテルのような建物があります。がんセンターとハートセンターです。ともに、病院にとって大きな収入源となっています。しかし、噂ではそこの安全文化はあまり良くないと言われていて、過剰診療が横行していると言われていました。私たちは皆そうした話を聞いていて、また、実際にその犠牲者の一部を治療もしました。そんなですから、ある日新聞を開いてみるとホプキンズでトレーニングを受けた心臓専門医のマーク・ミダイ博士が500人を超える患者に必要性のない心臓ステントを入れていたことが判明したと書かれた見出しを見つけても、当然のこととして驚きはしませんでした[9]。医師たちもショックを受けましたが、そうしたことが起きたことにではなく、彼が捕まったということにショックを受けたのでした。新聞で大きく報道されたので彼も刑務所行きだろうと思いましたが、なんと、その医師はステントを製造している医療機器メーカーのアボット社に就職しました。アボット社はミダイ博士をよく知っていました。アボット社は2008年に、1日に30件のステント留置を達成したこの医師のために1、407ドルもする豚の丸焼きパーティーをプレゼントしていたのです[10]。

心臓カテーテル

心臓カテーテル法は、心臓の詰まった血管の中へ先端にステントが付いたワイヤーをX線で透視しながら挿入してステントを留置する処置です。この治療は独立した手術センターで行われ、処置の99%以上はうまくいきますが、まれにステントを留置するために使われるワイヤーが冠動脈を破裂させてしまったり、硬化した動脈を拡張するために使用するバルーンが血管に穴を開けてしまったりすることがあります。こうしたことが起きた場合、緊急の心臓切開手術が患者の命を救う唯一の方法となります。もしこの処置を心臓外科医の応援体制、手術室、人工心肺装置（開心術を実行するために必要な機器）などが備わっていない外来手術センターで行っていた場合は、おしまいです。

心臓手術についてさらに衝撃的なことは、今行われている心臓治療のうち、かなりの数は行う必要がないものであると多くの心臓専門医が考えていることです。心臓発作の症状を呈していない患者に対して米国で毎年行われている約20万件の心臓血管形成術のうち、38%は適応性が不確かで、12%（または約24、000件）が「不適切な」ものであったことが先進的な心臓専門医のグループによって権威ある雑誌のジャーナル・オブ・ジ・アメリカン・メディカル・アソシエーション誌（米国医師会雑誌）で2011年に発表されています[11]。

親しい友人の父親は心臓除細動器を埋め込まれましたが、その際に、これはありきたりの安全な手術だと言われました。当時、私はそもそも除細動器を使う必要があるのか疑問に思いましたが、自分は心臓専門医ではありませんし、彼の家族の決めることに口を挟むことはしませんでした。不幸なことに彼は処置中に突然死亡しました。このことがあったので、2011年のジャーナル・オブ・ジ・アメリカン・アソシエーション誌に掲載された研究論文を読むのはことのほか苦痛でした。心臓除細動器を埋め込んだ患者の5人に1人が埋め込む際のガイドラインを満たしていなかったと書かれているのですから。調査結果についての報道の中で、ウォール・ストリート・ジャーナルは25、000ドルの埋め込み型デバイスの過剰利用は43億ドルに上る市場の力によって引き起こされたと示唆しています。[12] 医療も、他の分野と同様に経済的な動機と無縁ではないのです。

専門家は知っている

整形外科医の友人や同僚と顔を合わせるたび脊椎など背部の手術が過剰に行われているというのは本当か聞いていますが、彼らが言うには、その通りで、動機はお金だそうです。私の専門分野であるがんについて、同僚に化学療法薬でのマークアップや患者から見ると透明性が欠けていることを尋ねると、実際にその通りで、利益は大きいが間違っていると皆が言います。心臓病の専門医にステントや埋め込み機器が多すぎることについて尋ねれば、全員ではなくとも多くの心臓専門医がそうした手術を多くやり過ぎている医師がいることには同意するでしょう。同意しない人に関する私の直感では、彼らは自分自身に不利となるのを避けるために口が堅くなっているのだと思います。いつも、私が他の医師にこうした問題についてのコメントを求めるたびに、彼らがとても憤慨し、怒りを感じていると強く印象付けられます。彼らが誇りに思い、恥ずかしがるのではなく誇りを持った分野であり続けて欲しいと思っている分野で、このようなことが起きていることに対して怒っていることに強く感銘を受けます。医師は全体としては患者の幸福を一番に考えていて、優れた医師をもいかがわしい行為へと駆り立てる誤った動機付けについてもちゃんと気付いています。

しかし、過剰な医療が行われているのは整形外科、がん、心臓病だけでしょうか。演習問題として、私は専門医たちに「あなたの分野で最も過剰に使用されているものは何ですか?」という質問をし始めました。

小児科医は「抗生物質」と答え、放射線科医は「CTスキャン」、そして産科医は「帝王切開」というのが返事でした。

アレルギー専門医から精神科医まで、あらゆる領域の専門家が少なくとも1つの手術や治療を過剰だと言っています。誰が聞いても、医療の全領域でほぼ全員がやり過ぎだと同意することが1つはあるようです。膵臓がん治療で私が経験したのと同様の話を全ての専門家が経験しています。医師が営業マンのような給与報酬を受け取っている限り、彼らは自分のサービスを売り続けることでしょう。それが化学療法であれ、心臓ステントであれ、帝王切開であれ。

第12章

オールアメリカンロボット

身長2・1メートル、まるで映画「トランスフォーマー」に出てくる生き物のように力強い腕のそれぞれには手術器具を持っています。これを製作したメーカーがゼウスと名付けたのには訳があります。私が手術をしている隣の手術室で動くロボットを見つめていると、その優雅な動き、患者の体の上を旋回して、いつも私がするのとキッチリ同じように手術を行う冷たい鋼のようなふるまいに感銘を受けます。iPodよりも売り上げを伸ばして、このロボットはアメリカで絶大な人気です。[1] 2012年の時点で国内の主要な病院では全て、地域の病院でも多くの病院に設置され、最近の流行となっています。2011年だけでも、この単一の機械が米国で150、000件以上の日常的な手術を行い、4年前と比べて400%も増加しています。

しかし、ロボットは人間の外科医と比較してどこが優れているのでしょうか。

ロボットを評価する人は、人間の外科医よりも優れていると言います。理由として挙げるのは、人間の手にある安静時の震えがないこと、手に持って使う標準的な手術器具（腹腔鏡手術で一般に使われる器具）よりも可動範囲が広いことなどです。最後に、複雑な手術テクニックが標準的な腹腔鏡を使った場合よりもロボットで行った方が簡単であるため、腹腔鏡手術に不慣れな外科医でも操作することができます。心臓、口腔、直腸等の手術にロボットを使っている医師は、ロボットの方が視覚イメージも得やすく、使いやすいので良いと言っています。

しかし、私は経験に基づいて別の考え方をしています。ロボットはゲームセンターのゲーム機に似た操作席で操作する外科医が全てをコントロールします。常に時代の最先端にいたい私としては、かなり真剣に試してみました。私の手のあらゆる動きを検出するセンサーが付いた洗練されたネットワークに繋げられて、私はアイアンマンになった気分でした。私が右腕を動かすと、ロボットの右腕がそれと完全に同期して動きます（ロボットはわずか2メートル離れた所で動いているのですが、私はそれをスクリーン上で見ています）。すると、まるで自分が不滅で力強い支配者になったように感じました。任天堂Ｗｉｉゲームが好きな人ならドリームズ・カム・トゥルーです。ロボットはあなたが動いたように動きます。ロボットが勝手に動くことはありません。それは巨大な模倣する機械です。非常に高価な、遠隔操作で動く人の手です。ロボット手術の技術が向上して特定の手術に関してはより優れた手術が行われるようになる可能性も否定はしませんが、現時点でロボットの方が人間の外科医よりも一般的に言って優れた仕事をするかどうかは明確ではありません。

さらに、こうしたロボットは1台が優に200万ドルを超えます。これは、安全性を確保しながらコストを削減するべく重圧をかけられている医療機関にとっては僅かな金額ではありません。しかし、先端テクノロジーへの愛着は経済的な懸念に勝るようです。

「最高にクールだ」トレーニング・セッションでは大きな笑みを浮かべながら、同僚の外科医が興奮気味に話してくれました。しかし、その高額な購入価格と、手術するたびごとに廃棄しなければならない数千ドルにもなる消耗品以上の価値があるかと尋ねられると、答えに詰まっていました。頭の中でざっと見積もっても1台のロボットの年間サービス契約だけでかかる14万ドルがあれば、患者の自己負担額で不足する分を埋めて更に医療過誤保険金の上昇分をも賄うことができると思いました。物事はそれほど簡単なことではないのです。

更にもっと良く知るために、講習会を受けることにしました。研修の雰囲気はことのほかフレンドリーで、私は他の参加者と一緒に新しいスーパートイの使い方を興奮して学び、久しぶりに仲間意識を感じる一時を過ごしました。心臓外科医、婦人科医、泌尿器科医、一般外科医など、全員がメディカル・スクールの1年生だった時以来の共通のゴールに向かう雰囲気の集まりとなりました。講義の後はまるで打ち上げ当日にスペースシャトルまで宇宙服を着て歩いていく宇宙飛行士のように、誇らしげにトレーニングルームまで並んで歩いて行きました。

私たちは皆、新しいテクノロジーに畏敬の念を抱いていましたが、トレーニング・セッション中に「何故やっているのだろうか？」と疑問を発する人はいませんでした。確かにロボットには何らかのメリットがあるに違いないとは思いました。結局のところロボットの70％は地域のローカル病院にあるのです。ロボットは当初は外科医が遠隔地からでも手術を行えるようにするなど、いくつかの目標を念頭に置いて開発されました。しかし、もし私が患者だったら、外科医にその場にいて欲しいと望むと思います。

私は医学文献でロボットに関する409の調査研究全てをレビューすることに着手しました。私の見たところ、従来の腹腔鏡手術に勝る説得力のある臨床的利点を示した研究は、いくつかの例外を除いてありませんでした。いくつかの例外というのは、ロボット会社が研究費を負担していた研究です。ロボット手術の方が良い結果が得られたという韓国のある研究では、ロボット手術の方が入院期間は1日短縮されるというものでした。しかし、研究者自身が患者の退院日を決めていましたので、この研究には正確にいえば客観性がありませんでした。ロボット手術には明らかな利点が見られるとする研究もたくさんありましたが、比較対象となっていたのは開腹手術であって標準的な腹腔鏡手術ではありませんでした。

ケース・ウェスタン・リザーブ大学メディカル・スクールのアンドリュー・イブラヒムは、ロボット手術に関するアメリカでの10年間の利用に関する包括的な分析に基づいて、患者に利益があることを裏付ける強力な証拠はないと結論付けました。[2] ロボット手術を推進している同僚とビールを飲むと、彼らもしばしば認めるのが主に患者を引き付けるためのマーケティング上のものだということです。イブラヒム博士が探し出した数々の研究では手術時間と準備に要する時間が長くなり、その間、患者は麻酔されているというものです。さらに憂慮すべきことは、何人かの麻酔科医が報告するところではロボットが邪魔になって手術中に緊急での心肺蘇生法を行うことができなかったそうです。何人かの外科医は、出血性合併症に対応するため開腹手術への転換が緊急に必要となったときにも、かさばる機械が邪魔になると言っています。[3]

それでも、ロボットが邪魔になって患者が死亡したという個人的な経験を公表したいと思う医者はいません。言うまでもないことですが、こうしたケースが医学論文で公表されたりメーカーの販売資料に掲載されたりすることはありません。

メディカル・スクールに入学した初めの頃、病気を治療する感動的な技術で先生たちがクラスの生徒たちを驚かせたことを思い出します。希望をもってテクノロジーに目を向けるのは医学文化の1つです。しかし、ヘルスケア分野での大幅な費用削減が検討されている昨今、私たちはテクノロジーをクールかどうかではなく、その効果によって判断する必要があります。

希少疾患を扱うスペシャリストの1人として患者の治療を病状に応じて医師が自由にカスタマイズする自由が必要であることは認めますが、これまであまりにも長い間、医療費に関する制度はたとえ効果がなくてもより多くのお金を使うことに対して寛大でした。その結果、高価な道具が実際には臨床的利益がなくても迅速に導入できているのです。手術ロボットの場合、まるで軍拡競争です。科学的データが検証されるよりも前に、もう病院はロボットを購入し、使用し、そしてマーケティングに利用しているのです。医学における新しい治療法や手術の成績は一般に分かりやすい方法で公開されるべきです。歴史的に見ても、新技術を使用することには私たち医師はまず抵抗しません。ましてや、それを使うことで利益があるのならばなおさらです。

何が最善の治療であるか、本当のところを知りたかったら最前線にいる医療従事者に尋ねれば分かります。ロボット手術を扱う看護師、臨床工学技士、麻酔科医などに彼らがどう考えているか聞いてみてください。私は手術室で働く合計100人以上のスタッフに「ロボット手術について意見を聞かせてください」と聞いてみました。すると、ロボット手術を行う外科医を除いてはほぼ全員が次のような回答でした。「余りにも時間がかかる」、「どこがいいの？」、「係わりたくないです」。何千ものロボット手術を経験して他の手法と同様の良好な安全性を示している医師が何人もいる一方で、経験が限られたセンターでは事故のリスクが非常に高くなっています。ロボット手術というテーマを研究して確信したのは、次世代のロボットは一部の手術に関して優れた効果を発揮するだろうということです。ところが、これまでの「ロボットの10年」を振り返ると何十億ドルものお金が使われた割には、結果としての患者アウトカムという点では標準的な低侵襲手術に勝るものではなかったと思います。[4]

結果よりもテクノロジーを崇拝する文化というのは医学だけではありません。軍隊のような高度に専門化されたプロフェッショナル集団で構成される産業で見られるように、医師たちは独自の言語、価値観、内部規律などからなる独自文化を持っています。現在、米国には世界中の他の全ての国を合わせた数の4倍の手術ロボットがあります。これが患者のためになるものであるならば誇りに思うべき数ですが。[5]米国で医療費が上昇している最大の要因が新技術であることには、医療政策の専門家たちが皆同意しています。手術ロボットはメリットを適切に評価せずに新しいハイテク機器を幅広く導入することが財政的な破綻に繋がることの象徴となっています。

ロボット業界と病院とがどのように需要を牽引しているかを調べるために、私は米国の病院のウェブサイトに見られるロボットを使ったマーケティングに関する調査研究に着手しました。このプロジェクトのリーダーとして、私はワシントン大学メディカル・スクールの医学生であるリンダ・ジンを指名しました。彼女の調査によるとロボット手術は米国の病院のウェブサイトの41％で積極的にマーケティングされていますが、その多くでロボット手術についての根拠のない優位性が主張されていることが分かりました。[6]「人間を超える、より改善されたがん治療効果」といった類の文章が、がんの生存率の違いを裏付けるレベルの高い根拠はないにもかかわらず多く見られました。ロボット手術の優位性を主張している病院でも、比べているのが従来から行われている開腹手術なのか、それとも標準的な低侵襲手術なのか明確ではありませんでした。奇妙なことにロボット手術に関する病院のウェブサイトではリスクについては言及されずにメリットだけが書かれているものが多くみられました。

患者は何百年の歴史を通じて医師への信頼を醸成してきています。今日、患者は医師による医療情報が聞ける信頼できる情報源として病院のウェブサイトを信頼する傾向があります。でも、それは間違っています。病院のウェブサイトがまるで医療機器会社や製薬企業のサイトのようになっているケースが数多く見られ、客観的であると言いながら実のところは会社のセールス・トークを流しているのです。リンダ・ジン等による調査によれば、ロボット手術をウェブサイトの情報ページに掲載している病院の3分の1に相当する病院では、情報の出所や製造企業を開示する説明文書などを付けないままに企業のマーケティング資料から文字通り拾ってきた宣伝文句を利用していることが分かったそうです。

機器メーカーと病院のウェブサイトとの関係についての立場を明確にするため、ジョンズ・ホプキンズでは病院の公式ウェブサイトで産業界が作成した資料の使用を禁止することを最近になって発表しました。その後、他の病院でも同様の方針を表明する病院が出てきています。

製薬会社はずっと以前から、消費者への直接のマーケティングには驚くほど販売促進効果があることを発見していました。医師を介さずに購入者の心理、欲求、必要性、盲点等を巧みに織り込んだアピールを患者に直接行うことで需要が作り出されるのです。今や機器メーカーが製薬会社の成功からヒントを得て、これに倣っているのです。ロボット手術は患者に直接宣伝することで大成功を収めた、私が知る限り機器メーカーとしては初めての例です。実際に、ロボット・メーカーであるインテュイティブ・サージカル社は2009年にナスダック市場でトップ・パフォーマンスを示す株式の1つでしたが、その主な要因は積極的な広告キャンペーンの成功です。

ロボット手術の販売戦略は全てうまくいっています。私のところに来る患者は今やロボット手術をして欲しいと思って来ています。要求していると言っても良いくらいです。虫垂切除を予定しているある患者などは最新の最先端技術による手術を望んで、いくらでも払うからと言っていました。私としては虫垂切除ならばロボット手術ではなく標準的な腹腔鏡手術の方が良いと思うと言ったところ(準備時間を含めればロボット手術は倍の時間がかかるのですが)、その人はムッとして帰って行きました。私がその患者に伝えたかったことは、1つにはロボット手術にすることで患者が全身麻酔下に置かれる時間が長くなってしまうこと、2点目は信頼できる研究の全てが患者にとって何の利益もないと言っていること、そして最後に医療費全体として1回の手術に対して約4千ドルも余計に費用がかかることです。ウォール・ストリート・ジャーナル紙の報道も伝えたかったのですが、ある病院が地元のスポーツ・イベントのハーフタイムで新しく導入したロボットのデモンストレーションを宣伝として行いましたが、その後ロボットが誤って患者の膀胱に穴を開けてしまうという事故を起こしたそうです[7]。このことも伝えたかったのですが、こうした事柄を彼に伝える機会を逸してしまいました。あの患者は多分、より優れていると信じて別の外科医の手によってロボット手術を受けたことでしょう。

文化には地域性があります。だからこそ、ある病院では医師が新しいテクノロジーを有難がるあまりに産業界と慣れ合いの状態ともなって製品を売り込む一方で、別の病院では医師が患者に真実を伝え、データを示し、患者と一緒になって患者の治療目標に合わせた最善の治療方法を決定するのです。ある病院ではウェブサイトの病院紹介や医療情報のページで企業のマーケティングを禁止し、別の病院では表面的な薄っぺらの主張で患者を引き寄せようと何の情報開示をすることもなく企業が作成したコンテンツを表示しているのもカルチャーの違いと言えます。社会全体として、どの新技術を採用するかの選択に際しては単に「クール」であるとかないとかではなく、患者にとって何が最善であるかに基づいて判断しなければなりません。最近の全国的な取り組みとして、医学研究の成果を一般大衆が理解して意思決定に利用できるようにしようという取り組みが始まっています。Patient-Centered Outcomes Research Instituteは、人々が「情報を得たうえで治療判断を下す」ための支援を組織の使命として掲げている団体の1つです。[8] 簡単なことではありません。情報へのアクセスに障害となっているものの1つに出版業界があります。論文は医師が書き、医師がレビューしますが、出版社から報酬を得るわけではありません。出版社は製薬企業や医療機器会社から広告料を得ますが、読者がオンラインでアクセスするのに課金するのです。一流誌であるアメリカン・メディカル・アソシエーション誌は納税者の税金によって資金提供を受けた研究記事へオンラインでアクセスするのに対しても30ドルを課金するというようなこともあります。私の研究チームが減量手術の有効性について行った、完全に税金で賄われた研究（連邦機関であるアメリカ医療研究品質局からの資金提供）は一流の医学雑誌に掲載されましたが、掲載されてから12か月間はログインして論文にアクセスするのに30ドルを支払う必要があるのです。患者である市民が研究資金を提供したのに、その結果を市民が読むのに料金を支払わねばならないというのはフェアとは思えません。こうした障壁は、情報に基づいた判断ができるように良質な医療情報へのアクセスを容易にするということがいかに大変なことかを象徴的に示しています。

ロボット手術については、これまでの一連のエビデンスと、最も複雑な腹腔鏡手術の1つであるホイップル手術を専門とする私自身の経験とから分かっていることは、標準的な低侵襲手術とロボット手術との間で臨床面での差はごく僅かしかないように見えるということです。総合的に考えて、医療ロボットを使うことによるメリットがあったとしても外科医のスキルや専門知識の方が重要なのです。従って、今のところの私からのアドバイスとしては、ロボットで選ぶのではなく外科医で選ぶことです。

第3部

透明性の時代

第13章

文化の推進力

メイヨー・クリニック

米国の医療センターの中で、ミネソタ州ロチェスターにあるメイヨー・クリニックほど効率と品質の両方の面で高い評価を得ているところはありません。これは単に業界関係者だけが知っていることではなく、広く一般の人々に知られていることです。サンフランシスコ、シカゴ、ニューヨークなど、世界で最先端の医療センターがある都市からも、この最寄り空港から車で1時間半も離れた町に集まってくるのです。外交官、企業のCEO、有名人などが真剣に治療に取り組みたいという時には、たいていメイヨーにやって来ます。

メイヨーにある高水準のサービスと患者中心主義を一番に据えている姿勢はアメリカのあらゆる病院

から羨望の的となっています。他の病院はもちろんのこと、アリゾナ州スコッツデールとフロリダ州ジャクソンビルにある2つのメイヨー関連病院でさえ真似のできないレベルでの病院内連携が、「母艦」であるメイヨー・クリニックでは達成されています。

ハーバード、ジョンズ・ホプキンズ、ジョージタウンでの私自身の経験からも、またUCLA、ヴァンダービルト、エモリーなどにいる仲間とのたくさんの会話の中でも、メイヨーは繰り返し賞賛されています。他の病院では互いに独立して行動していると思える部門も、メイヨーではとにかく連携ができているのです。まるでタコつぼのような組織から生まれる内部競争や、連携協力体制の欠如がもたらす悪夢の経験がない医師はアメリカにはまずいないでしょう。実際、アメリカの医療界には、取り違え、遅れ、見落としといったストーリーがあふれています。

医療体制に連携が欠けていることは、患者や医師のフラストレーションの原因となっています。ある医師に診てもらうと別の医師を紹介され、その2番目の医師の空き時間まで数週間あるいは数か月も待たされることもあります。時には紹介されてすぐに専門医に診てもらえることもあるかもしれませんが、それでも、ほんの2、3階上か下のフロアに専門医がいたとしても、予約なしの診察は受け付けないのがほとんどの医療センターなのです。

メイヨーは例外です。メイヨーでは同じ日に1人の医師から別の医師に（最大限長くかかる時であっても）数時間の待ち時間で診てもらえます。患者が移動している間に最初に診察した医師が紹介先の医師に電話をして内容を伝えることができるのです。これは医師にとっては夢のような話です。私も経験上よく知っていますが、紹介から4～6週間後にその医師をつかまえることほど面倒なことはありません。これは患者にとってはもちろんのこと、誰にとっても多大な時間の無駄というだけでなく、予約した日時まで日が開いてしまった場合には現実としては医師間のコミュニケーションが切れてしまうのです。

繁盛している不動産業者のクリスが私のオフィスに電話してきて、最近診断された腹部の痛みを治療する医師を探しているとのことでした。インターネットや話題のグーグル検索の時代にあってもなお、私はこの種の突然の電話による問い合わせを受けることがよくあります。そうした問い合わせのほとんどに対しても、私は何とか24時間以内にはコールバックするようにしています。クリスに折り返しの電話をかけ、親しく言葉を交わし、すべきこと、私以外には誰の診察を受けるべきか、彼の忙しいスケジュールに合わせた日程案などを彼と話しました。まず検査、次に多分CTスキャン、最初の診察の結果次第では専門医による大腸内視鏡検査など、ボルチモアに来て短期間で戻れるよう彼と話しました。彼は私の提案に満足して、地元の病院でも同じようなことを言われたと教えてくれました。クリスからは親しみを込めた大袈裟な感謝の礼を言われました。さらに儀礼上から、ハーバード、メイヨー、ワシントン大学にも当該腹部の痛みの治療に関して話していることを教えてくれました。クリスは現代の患者はするべきだと私が考える行動の全てを行っていました。自ら能動的に調べ、自分の健康は自分で守るという強い意志を持ち、責任をもって聞いて回っているのでした。

その3日後、ホプキンズに来ることを決めたか確認するために秘書が彼に連絡したところ、「全て済みました。どうも有難うございました」との返事でした。驚いたことに、この3日の間に彼はメイヨーまで飛んで行って内科医と外科医の診察を受け、CTスキャン、大腸内視鏡検査、術前検査を受け、麻酔科医とも面談していました。そしてミネソタ滞在3日目には大腸手術を受けていたのです。連絡を受けた時にはリカバリー・ルームにいました。「すごい！」秘書も私も畏れ入ったと感じました。私がクリスと話をしたときには自分では迅速に対応したと思ったのですが。そこまで効率的で高品質、かつ患者中心に行動できるというのは、メイヨー・クリニックの何がそこまでさせるのか調べなくてはならないと思いました。

好奇心をそそられたのは私だけではありません。少し前、米国のある大手病院の評判の会長が、会長となった最初の年に数人の親しい同僚とスタッフとを連れてミネソタ州ロチェスターへと行脚しました。彼らは丸1日をかけてメイヨーの幹部、マネージャー、会計士とミーティングをし、メイヨー・クリニックの効率性と成功の秘密とを知ろうとしたのです。

「全員揃ったかな？」会長は当日最初のアポイントメントの場所まで歩いていくために集まった全員に向かって言いました。最初のミーティング場所はゴンダ・ビルディングです。病院のキャンパスはホテルから歩いて行かれる場所にあったため、代表団のメンバーは徒歩で病院に到着し、最初に目に入った建物に入って行って案内図を探しました。建物のロビーで清掃員が床の掃除をしているのを見つけたので、「すみません、ゴンダ・ビルディングはどこでしょうか？」と尋ねました。

すると、その60歳くらいの男性清掃員は笑顔で「おやおや、ここから5ブロックほど行った先にあるのですが、ちょっと分かりにくいですよ」との返事でした。

清掃員はためらうことなく掃除道具をロビーの隅に置いて代表団と一緒に建物を出て、5ブロック歩いてゴンダ・ビルディングの7階のオフィスに行き、会議室の入り口まで案内をしてくれたのでした。

歩いている15分ほどの間にも、親切に話を交わし、彼らのことを知ろうと、どこから来たのか、旅はどうだったか、どこで育ったのか、ロチェスターにどれくらいいるのかなどあれこれと尋ねるのでした。

「彼は呆れるほどフレンドリーだね」とあるスタッフがささやきました。

グループ全員が、その清掃員の優しさ、寛大さ、そして彼らが行くべきところに確実に辿り着くのを見届ける態度に驚いて圧倒されました。代表団が目的地に到着すると、清掃員はさらに本当にこの場所が最初のミーティング場所で良いか、ミーティング予定表を見て確認するよう促しました。「さあ、皆さんにお会いできて光栄でした。ここ、メイヨーへの旅が素晴らしいものになりますように」と清掃員は言って戻って行きました。

感銘を受けた代表団は茫然としてお互いを見合い、誰もが同じことを考えていました。「もうこれで帰っても良いくらいだ」と会長は微笑みながらも、あっけに取られた様子で言いました。

何がメイヨー・クリニックを偉大にしているかという疑問には、もう答えが得られたのです。メイヨーの管理体制の詳細など、もうどうでも良いことでした。メイヨーを偉大なものにしているのはビジネスのやり方ではなく、広告でもないし、ニュー・テクノロジーでもなかったのです。それは清掃員にまで浸み込んだメイヨーの偉大な病院文化だったのです。

この訪問以降、多くの医療の専門家がそのモデルを吸収しようとメイヨーを訪れています。私も2011年に訪れて、感動しました。外科医にとって、それはまるで天国のようでした。手術室の廊下には15メートルおきにこれまで見たことのないようなオアシスとも言える休憩室があり、無料の飲み物、おいしいサンドイッチ、アイスクリームを揃え、折り返しの電話をかけるためのたくさんの電話、デスク・

スペース、コンピュータ、テレビ、休憩用のソファを備えた豪華な部屋です。それは外科医にとってドリームズ・カム・トゥルーです。長くストレスの多い手術の合間に元気を取り戻して、再び患者の問題に集中できるようにする病院環境です。私がこれまでのキャリアの中で勤務した20以上に上る病院でも、これほどのものはありませんでした。その上、病院の誰もが気概にあふれ、使命感を持って、正しいことをするために共に働いているという感覚を持っているようでした。私はホストのマイケル・ケンドリック博士に、「この病院は日々の私たちの仕事がより効率的、快適、そして生産的であるよう、まるで完璧に医師によって設計され運営されているかのように感じます」とコメントしました。

「そうです、一丸となって診療に取り組むことで全ての患者に最善のケアを提供するという創設者であるメイヨー兄弟が一番に掲げた原則に忠実なのです」というのが博士の返事でした。[1] そしてそのために、病院をどう運営するかは第一線にいる医師に任せることが正しいことと信じてやっているのです。

文化は一夜にしてできるものではありません。作り上げるのに何年もかかり、維持するにも大切に守っていかねばなりません。特に大規模な医療機関ほどそうです。メイヨーでは、どうしているのでしょうか。私の患者になったかもしれないクリスを、細部まで非の打ち所のない注意を払いながら、どうやってあんなに短期間で受け入れ、そして退院させることができたのでしょうか。実際の訪問と、その後の調査で私はメイヨーの成功の鍵となっている基本的なことを見つけました。一番は病院経営者が医療には連携が必要であることを理解し対応していることです。次々と来る患者で予定表をどんどん埋めていくのではなく、どの診療科でも突然の患者のために常に誰かのスケジュールは空いているように調整しています。患者の来訪が円滑で効率的となるよう、事務スタッフが常に努めています。正に、チームとしての努力の賜物です。

他の病院がメイヨーのやり方を真似しようとしても大概はうまくいきません。医療業務の研究者の何人かが言っていますが、業務の標準化が病院全体で徹底されている点でメイヨー・クリニックはユニークだそうです。確かにそうかもしれません。経営者がまるで調査報道をする記者のように、院内を歩き回って修正すべき問題点を探しているのです。

私の見たところでは、メイヨー・クリニックの品質および安全性の追求、患者中心といった強固な病院文化は従業員の話に耳を傾けるという強烈な伝統に根ざしているものと思います。これは他の病院が真似をしようとしても一朝一夕にできることではありません。特に、その前にまずは悪い習慣を無くさなければならないような病院ではなおさらです。メイヨー・クリニックの文化に関連して、2つの病院が思い起こされます。

私の故郷ペンシルベニア州ダンビルにあるジェジンガー・メディカル・センターにも従業員の話に耳を傾けるという同じ強い伝統と、全従業員が給与に対して一生懸命に働くという同じ精神とがあります。クリーブランド・クリニックと同様に給与体系はサラリー・ベースであり、「自分で捕まえてきて食べろ」といった自分の稼ぎに応じて給与が決まるなどということはありません。ジェジンガーは心臓手術後に患者が合併症を発症しないことを保証する返金保証など、質の高いプログラムで全国的に注目されています。この病院はまた、最先端の電子カルテシステムでも国をリードしています。患者は看護師や医師と電子メールでやり取りします。病院はまた、患者の希望に応じて検査結果や記録のコピーを電子メールで送信することもしています。Ｗｉ－Ｆｉ対応の医療キャンパスは、ｉＰａｄユーザーやオンライン・リソースを利用する患者などでいっぱいです。

マウント・オーバーン病院はハーバード大学の関連病院の中では最も規模が小さく、最も知られていない病院ですが、そこで働く人々は患者の治療と安全とに深く気を配り、質の高い医療を提供するためには何物をも厭わない人々です。使命に向かって一丸となって当たる姿はハーバード大学関連の大病院をも凌ぐほどで、この病院の治療成績は私がこれまで見た医療機関の中でも最高です。この病院の規模が、医療スタッフと経営者との間の緊密な関係を育んでいるようです。働いている誰もが経営者がどのような人であるかを知っていますし、彼らは全員が同じカフェテリアで一緒に食事をします（アップル・コンピュータも対話を促進するとともに社内の階層をフラットにするために同じ原則に従っているそうです）。マウント・オーバーンの医師や看護師が病院全体に関係する安全上の懸念を持っても、病院から離れた建物で顔を合わせたこともない経営者との形式的な会議などは必要ありません。経営陣は最前線で医療を提供している人たちの要望や安全上の懸念を十分理解しているのですから。

もし、メイヨーやジェジンガー、マウント・オーバーンがそれぞれ自分の病院の従業員安全文化調査の結果を公表したならば、彼らは間違いなくトップでしょう。賭けても良いですが、もし調査をしたら、これらの病院では9割以上の従業員が自分の治療は自分の病院で受けたいと思っているでしょう。

文化

サウスウエスト航空の乗組員が機内電話で冗談を言ったり笑ったりしているのは何故でしょうか。トヨタの工員が品質に懸念を感じた時に生産ラインを止めるのは何故でしょうか。ボストン市民は、なぜゴミを拾うのでしょうか。そして、アップルストアの販売員は、顧客が店に入るとすぐに出てきてコンピュータに関する顧客のどんな質問にも答えようと熱心に働き、とても幸せそうに見えるのは何故でしょうか。それが彼らの文化だからなのです。

米国で銀行業界と住宅ローン業界が破綻したとき、多くの人が強欲な文化が原因であると非難しました。本来は善良な人たちが、あらゆる手段を用いて利益をあげることに駆り立てられ、そうした集団行動の結果については見て見ぬ振りをしたのです。業界で最も才能のあるプログラマーを採用できるのは何故かと尋ねられたグーグルは、文化であると答えています。

職場文化が良好なところほど、成績も良くなる傾向があります。逆に職場文化が悪い場合の結果は悲惨なものともなります。スペースシャトル・チャレンジャー号の爆発事故の原因となった致命的なOリングのメーカー、モートン・サイオコール社の一部門が良い例です。従業員はOリングが温度変化に耐えられないことについて上層部に安全上の懸念があると伝えましたが、誰も聞く耳を持ちませんでした。[2] 1986年、チャレンジャー号が爆発するという国民的な悲劇が発生しましたが、もし管理者が安全上の懸念について従業員とオープンにコミュニケーションを持つ文化が育まれていたら避けられていたかもしれません。

同様に、技術者からなるチームは堤防が大嵐には耐えられないだろうとニューオーリンズ市に警告していたのです。なのに、誰も耳を傾けなかったのでハリケーン・カトリーナがメキシコ湾沿岸地域を襲った時にも技術者たちは最悪の悪夢が現実になるのをただ恐怖に怯えながら見ているしかありませんでした。

まったく異なる文化を持っているのがトヨタです。トヨタの幹部は安全上の懸念やアイデアについて従業員からの意見に常日頃から耳を傾け、それに沿って行動することで知られています。トヨタ生産方式として知られる、このように継続的にきちんと従業員からのアイデアを募るやり方は品質改善活動のモデルとして賞賛されてきました。この文化では最下位レベルの従業員にも裁量権が与えられ、気になったことは声に出すことが奨励されています。今ではこのトヨタ生産方式は品質管理のモデルとして、ハーバード・ビジネス・スクールやジョンズ・ホプキンズ大学公衆衛生大学院等あらゆる大学で教えられています。品質向上への努力の一環として、他の多くの企業や産業で従業員の意見に耳を傾けることの重要性が認識されるようになりました。

私の友人でヒューストンにあるＡＩＧの子会社で副社長をしているマイク・ペリーは、金融危機が起きたのは文化が変わったからだと考えています。結婚して30年、５人の子供の父親でもあるマイクはリーダーシップと謙虚さ、誠実さとを兼ね備えた人物として知られています。ある晩、１時間近くかけて彼が話してくれたところによれば、勤めていた地元企業のバリック社はかつては楽しい職場で、従業員の倫理観も高く、高潔な使命感を持ち、仕事に対する授業員満足度も高い会社でした。ただ、それもＡＩＧによって買収されるまでのことでした。ＡＩＧが吸収合併した後も経営成績は好調を維持して、利益も年に8～15％ほどの増益を維持していました。ところが、ニューヨーク本社からは毎年のように「昨年の利益の増加には満足しています。今年も同様の増益をお願いします」という電話がかかってくるようになりました。バリック社の幹部は何とかやってみましょうと返事をするのですが、もちろんできるという保証はありません。年を追うごとに圧力は露骨なものになりました。そのうちに分かってきたのは、ニューヨーク本社はバリック社が増益を続けている限りは、その15％の増益をどうやって達成したのかといった細部には何も関心がないことでした。時が経つにつれて、この執拗な圧力がバリック社の文化を変えてしまい、従業員はストレスを感じるようになるとともに満足感を失い、いつか首になるのではないかということを心配するようになったのです。どんなビジネスであっても増益には必然的に限りがあります。にもかかわらず、新しく入って来た文化が増収という物差しだけに情け容赦なく的を絞ったため、他の全ての企業価値に取って代わってしまったようでした。病院が成長し、統合して経営の上層部が現場に居ない巨大企業体となっていくにつれて、遠隔地からの経営によって病院の文化が受ける影響をしっかりと監視する必要が生じます。

文化は人を勤労へ向かわせるものともなれば、不正な利得へと向かわせるものともなります。エンロンでは経営陣が様々な局面で「どうやって稼ぐかは問わないし、知りたくもない」という文化を作り上げました。見て見ぬ振りをするのは管理階層が現場から離れた場所にいる企業や組織に特徴的で、その結果生まれる文化は組織の末端にまで浸透していきます。

どんなコミュニティであれ職場であれ、その文化によって品質や安全性が決まって来るもので、医療も例外ではありません。小さな病院が合併や買収によって次第に大きな企業体となるにつれ、患者を第一に優先する文化を維持することが極めて大切なこととなってきます。決して離れた場所にいる経営陣に屈してはいけないのです。コミュニティへの義務を着実に果たすには、まずチームワークと安全文化、そして患者の治療結果を現場レベルで評価することです。

私が起こしたニアミス

ジョンズ・ホプキンズでのいつもと変わらぬある日、今日は特に面倒なことのない1日だなどと考えながら病院に入りました。その日は4件のちょっとした手術、診察室では数人の患者を診察、そして数件の研究会議。最初の2件の手術はスムーズに進み、予定より早く終わりました。3人目の患者との面談を終えた時、突然看護師から呼び出しが入りました。集中治療室にいる私の患者の1人が命にかかわるような合併症を発症したのです。急いでICUにかけつけると既に処置はされていましたが、その場で研修医、看護師と話し、この症例における原因の追求とその対処とに当たりました。

その後、手術室に戻り、その日3人目の手術に取り掛かりました。いつものように新入りのインターンが私について、肺に溜まった体液を取り除く手術を実行すべく手術室に入りました。右胸はポピドンヨードで綺麗に洗浄され、滅菌タオルで肌が窓のように形作られていました。不安で緊張したインターンが「タオルの折りたたみ方は、こんな感じでいいのでしたよね?」と言い、私は微笑みながら、「いい感じだよ、ありがとう」と応じました。外科の教員と初めて手術室で一緒になったインターンというものは、早々に無能だと思われてしまわないようにと、緊張でドキドキです。励ましの言葉で不安を和らげてあげれば、彼らはよりリラックスできるのです。

私がまさに最初の一刀を入れようとしていた時、看護師が手術室の沈黙を破りました。

「待ってください。右胸、左胸、どっちですか?ここには左と書いてありますが、右側のように見えますが」。

とっさに私の心臓は激しく脈打ち、鼓動が聞こえるようでした。戦場の霧が突然晴れて、大虐殺の跡が露わになった戦場にいるかのように感じました。私は患者を見つめて硬直したように立ちすくみ、握ったメスは胸の上を漂っていました。手術場にはたくさんのタオルやドレープ、その他の器材が置かれ、窓のように見える肌からはそれが右なのか左なのか判別ができませんでした。

「なんてこった。もう少しのところだった。リンダ、声をかけてくれてありがとう」

看護師がとっさに気が付いて勇気をもってハッキリと言ってくれたおかげで、私たちは患者さんの体位を変更して正しい側を手術することができました。(神経質になっていたインターンも手術の準備に関する厳しい教訓となりましたが、手術室でのコミュニケーションの大切さについて重要な学びが得られたことを願います。)患者が手術台に乗せられる際にICUからの呼び出しに応じて手術室から出て気を散らされるというこの状況は、ピーター・アッティアが苦しんだような間違いが生じる典型的な状況でした。それは私にとっても身の引き締まるような教訓となりました。これが手術安全チェックリストを作るキッカケとなった出来事でした[3]。

大きな事故になるところを看護師が防いでくれたのは、私にとってはこのニアミスが初めてではありません。看護師たちはいつも安全面で気になったことを私に教えてくれますし、私もその意見をとても重要視しています。ヒューマンエラーの可能性がたくさん潜んでいる場にあって、看護師を初めとするスタッフに間違いを防ぐセーフティネットになってもらうことでだいぶ改善されます。ハッキリと意見を述べることが奨励される文化を創ることによって患者の治療結果は大きく改善されますが、逆に、スタッフが声をあげないと安全面が危うくなるのです。

医療施設認定合同機構（Joint Commission）によれば、主要な医療事故の大部分はコミュニケーションの断絶から生じているとされています。デューク大学病院では心臓移植を受けた1人の少女が血液型の間違いから即座に拒否反応を生じて死亡しました。[4] 手術室にいた看護師は適合・不適合が確認されていなかったことを見ていたかもしれませんし、コミュニケーションが良かったならば適合性の検査は済んでいるかと単純に聞いていたでしょう。看護師に直接の責任はありませんが、彼ら彼女らも他の人たちと同様にこの手順は分かっています。私の想像では看護師は気付いていたのですが、手術室にいたオールスター・チームのような外科医を前にして、異を唱えるには余りに委縮していたのと序列の下の方であることからできなかったのだと思います。デューク大学が負うこととなった数百万ドルだけでなく、少女の命も救われていたかもしれません。

声を上げる文化

病院での事故には1つの共通項があります。コミュニケーションの不足です。医療が高度に複雑化した結果、大小取り交ぜて様々な間違いを犯す可能性は無数にあります。ほとんどの場合で修正するのは簡単ですし、すぐにできることです。それには全員がチームとして働き、声を上げることに躊躇しないことです。病院のリスク管理者に病院で生じる過ちの主な原因は何かと尋ねれば、異口同音に返ってくる答えは間違っていると知りながら誰もそれを声に出して言わないことだという返事でしょう。医療施設認定合同機構のレポートによれば、コミュニケーションの断絶による医療事故は機器の故障やトレーニング不足を合わせたよりも多く発生しているそうです。

病院は医療従事者にとって威圧的な場所にもなり得ます。そこには非常に強固な縦の上下関係があって、戦場と同様に迅速に命令に従うことが重要視されています。反抗などもってのほかで、厳しい処罰の対象となります。看護師や研修医は指示を発する医師に専門知識で負けているため、何かおかしいと感じたとしても自分の知識の方を疑ってしまうのかもしれません。ワシントンDC近郊の病院で研修医として働いていた時、患者への人工呼吸器の装着を継続するという医師の判断に疑問を差し挟んだことがありました。私が見たところでは患者にその必要性が無いのは明らかで、酸素チューブを外す準備もしていました。しかし、私の言葉が医師に火を着けてしまったのです。目をかっと開いて、言葉を探しながら汗で顔を光らせ、「人工呼吸器について君が何を知っているのだ。私はもう10年間、これを扱っているのだぞ」。翌日の土曜日、彼の先輩に当たるパートナーが代わりに病棟に来て、人工呼吸器は外すべきだったという私の意見に同意しました。しかし、初めの医師とのやり取りは率直に意見を言うことの危うさを学んだきつい経験となりました。

上下関係の下に行けば行くほど状況は悪化します。看護師が安全上の懸念を抱いていることはよくあることですが、そうした懸念を自由に口に出すことができるかどうかは病院のカルチャー次第です。特に私が研修医だった頃には、看護師に助けられたことが数えきれないほど何回もありました。検査結果を読み間違えたり、胸部X線検査の結果確認を忘れたり、違う患者さんの病室に入ってしまったり。こうした間違いは全て躊躇なく私の間違いを正してくれる看護師によってすぐに指摘されました。看護師たちの間で私は人当たりが柔らかく優しくて、何かあってもパニックにならないという評価を得ています。

一方で、私の同僚研修医の1人は危険人物と見なされていました。怒りっぽく、挑発されるとタスマニアデビルのようにつきまとうことで有名でした。看護師たちも彼とは一緒に働きたくないと常に言っていたものでした。朝、病棟に行くと彼が一晩中癇癪を起した大虐殺の後の現場を何度も目撃したものです。看護師たちはまるでボクシングの試合が終わった直後のように、椅子にぐったりともたれかかっているのでした。全員が彼の怒鳴り声と汚い言葉による屈辱を受けていたのです。そんなことで結果として看護師もスタッフも患者情報を彼に伝える頻度が低くなっていきました。そして彼が私のように間違いを犯したときでも、彼を助けることがなくなりました。深刻な安全上の懸念を抱いた看護師が、私が非番だった夜に何度か私の家にまで電話をかけてきたものでした。私の同僚の研修医に電話で聞いたかどうか尋ねると、電話したけれどイライラした様子ではねつけられたと言うのです。コミュニケーションの断絶によって被害を受けるのは患者です。この手の人間に必要なものは食物連鎖の上位にいる存在です。彼を脇に呼んで同僚に対する態度を改めろと指示するなど、本人のキャリアに対する権限を持つ誰かです。しかし、そういう存在はいませんでした。彼はスタッフを威嚇し続け、患者が被害を受ける状態が続きました。

医療ミスを防止するためには病院の文化が自由な発言を許容するものでなければなりません。ジョンズ・ホプキンズの私の生徒たちには、看護師を一度でも怒鳴ると彼ら彼女らは君たちを恐れるようになり、コミュニケーションが悪化して結果として患者に危険をもたらすことになると教えています。こういう威嚇は何年も続くことがあります。

ある時、手術室での針刺し事故が驚くほど多いこと、さらに研修生や看護師は刺されても口に出さないことが多いことにたまたま気が付きました。私の目から見ると、これは文化を表す1つの指標です。自分自身の怪我についてさえ恐れて黙っているようなら、患者の安全上の懸念について声を上げることなどないでしょう。その後、私は当時MDとPhDの学位を持つ学生だったアリ・アル・アタールと共同で、コミュニケーションが欠けている医療文化を示す代替的な指標として針刺し事故を取り上げて調査を行いました。15か所のアカデミックな医療センターを取り上げて、そこで働くインターンとレジデント研修医とを対象に、針刺し事故に関してどの程度の頻度でハッキリと伝えているか匿名を前提に尋ねました。驚いたことに、事故にあった者の約半数が何もせず、明確に言うこともないことが分かりました。この研究はニューイングランド・ジャーナル・オブ・メディシン誌に掲載され、アリと私とが研修中に見聞きしたこととも一致していました。従業員はハッキリと口に出して言うことが不十分なのです。[5]

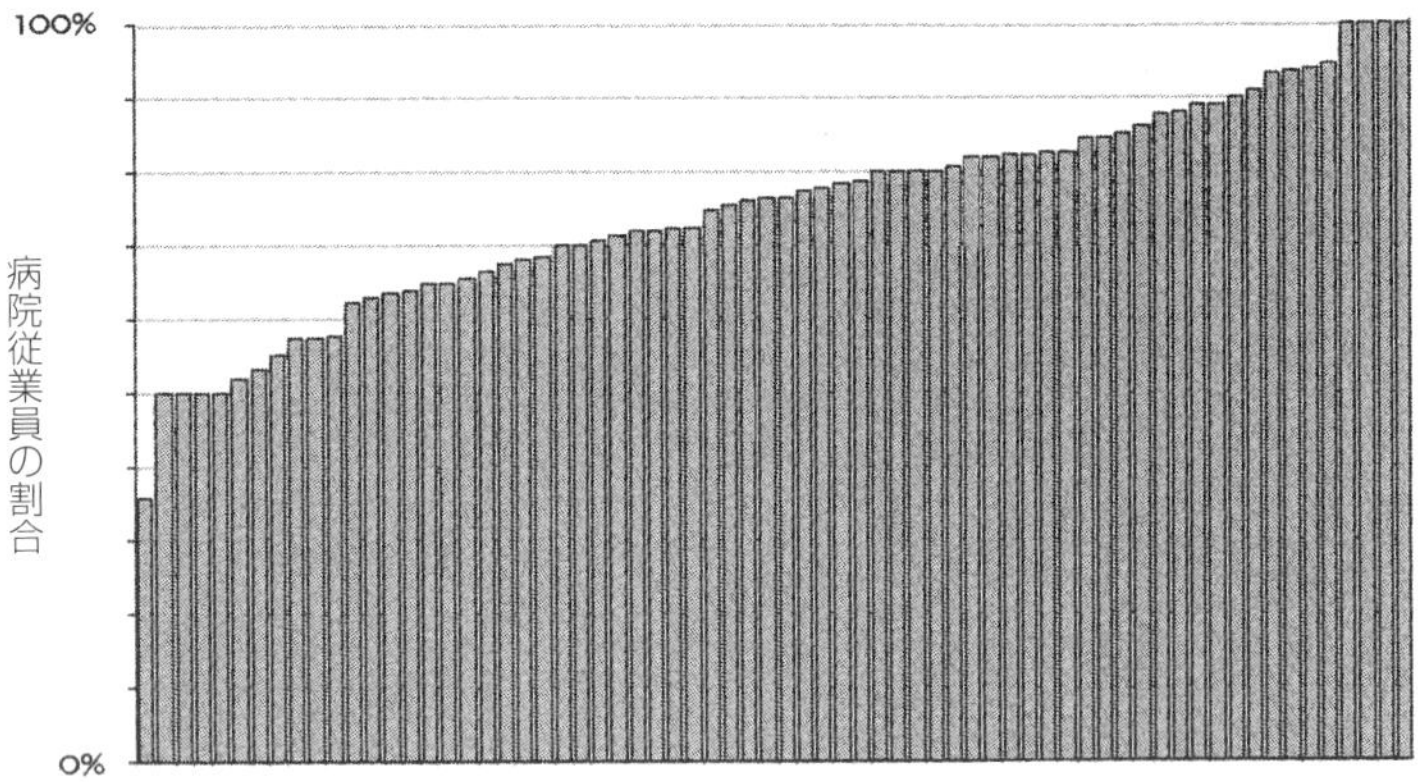

各々の棒グラフはそれぞれ１つの病院に対応します
＊患者の安全上の懸念を感じたときに安心して表明できると感じる病院従業員の割合

一体全体、どうしたら病院は率直に発言する文化を作ることができるのでしょうか。第２章で述べたブライアン・セクストン博士は、米国の60の病院で実施した安全文化調査のために、「患者の安全上の懸念を感じたとき、私は安心して発言できる：はい／いいえ」という指標を作成しました。我々が行った病院の従業員調査でわかったことは次のとおりです。

回答内容は病院によって異なりました。安全上の懸念があってもほとんどの従業員が安心して指摘できないというような病院がある一方で、別の病院ではほぼ全員が声を挙げられると回答しています。こうした回答は病院のパフォーマンスを示す他の客観的な数値とも同じ傾向を示していました。

私はこれまでの研究生活でオリジナリティのある科学論文を１００本以上書いてきましたが、どの論文が真に医学に貢献するかしないかを事前に予測することはほぼ不可能です。私が最も重要でないと思った１つのある研究が、結局私の最も引用される論文となりました。ブライアン・セ

評価される側の職種

評価する側の職種	外科医	麻酔科医	看護師	CRNA
外科医	85	84	88	87
麻酔科医	70	**96**	89	92
看護師	**48**	63	81	68
CRNA	58	75	76	93

医療職種別のチームワークスコア（0-100）
（CRNA は Certified Registered Nurse Anesthetists の略）

クストン、ピーター・プロノヴォスト、そして私とで行ったもので、我々の調査が明らかにした病院従業員の職種（医師、看護師、麻酔医、医療技術職等）ごとのチームワークスコアを評価した研究です。この研究では、チームワークの質について0から100までの指標を使って同僚を評価するように各職種のスタッフに依頼しました。100は満点を表します。驚いたことに、次のような事実が明らかになりました。

全ての対象者が、自分と同じ職種内でのチームワークは非常に良いと評価していました。医師は他の医師とうまく連携し、看護師は他の看護師とうまく連携しています。加えてさらに、医師は看護師とのチームワークを非常に良いと評価していますが（88％）、看護師による医師の評価結果とは大きなギャップがありました。看護師は医師とのチームワークを悪いと評価し（48％）、医師による素晴らしいとの評価とは大きな隔たりがあります。これは謙虚な気分にさせられる結果であり、医師はもっと自分を認識する必要があることを示しています。我々外科医は技術的なスキルはマスターしているかもしれませんが、それ以外の非技術的スキルは自分が考えるほどには習得していないことをこの研究は示しています。[6]

この分断は匿名調査でなかったら表に出なかったかもしれません。このことを念頭に置きながらセクストン博士と私とで私が勤務する病院における臨床時の意思疎通についてのフィールド観察を行ったところ、セクストン博士が私もそれまで気付かなかった点を指摘しました。スタッフは手術室で一緒に働いている人たちの名前を知らなかったのです。学生、研修医、看護師、麻酔科医はシフトのスケジュールに応じて大きく入れ替わります。考えてみると自分自身の経験からもそうと分かっていたことに気付きました。私は30人くらいの医療従事者と仕事をしているかもしれませんが、それでも名前を知っているのはそのうちのせいぜい数人です。ほぼ完全に匿名で働いているのに、コミュニケーションの良い文化を作ろうなどとどうしてお願いできるでしょうか。名前という同僚に関する基本的なことすら誰も知らないのに、説明責任だとか安心して発言するだとかあり得るでしょうか。

交差点に2人のドライバーが同時に進入してお互いに先に行こうとしたら、2人ともかっとして自制心を失いがちになるものです。しかし、その場に出くわした別の誰かが、一方の運転手について「あれ、あの人は息子の先生だ」と叫び、もう一方の運転手については「あれ、こっちは父の友人だ」と呼びかければ、ドライバーは2人とも停止して謝ります。どういうことでしょうか。認識したことで行動が礼儀正しくなるのは何故でしょうか。相手のドライバーが単に匿名の対象ではなく実在の人間となった時、人間は礼儀正しく行動しなければならないと感じるのです。[7] 匿名だと無作法になるのです。

フォーカス・グループ・ディスカッションを実施したところ、看護師は名前を知ってもらえているほうが声を上げやすいと繰り返しました。さらに、自分たちの名前すら知らないような人から何かを指図されるのは屈辱的だとも言いました。名前で呼ばれると尊厳を取り戻すと発言していました。

　手術室のメンバーに安心して声を上げることができるかどうか尋ねた後、私たちは手術の前に数分間のショート・ミーティングを実施することにしました。チームメンバーが手術の簡単なチェックリストを読み上げるのです。チェックリストの重要な要素はチームの紹介でした。このグループで12週間チェックリストを実施した後で再度参加者に聞いたところ、看護師、技術者、および麻酔担当者など全員が、各人の紹介がなされる手術前のショート・ミーティングの後では、今まで以上に安心して声を上げられるようになったと感じたと報告しています。チームワークのスコアも向上しました[8]。さらに、患者名や手術内容、手術すべき部位などの認識がより徹底したと報告しています。手術前のブリーフィングを通じて声を上げるカルチャーが促進されたことで、手術に於ける患者の取り違えや間違った手術内容、間違った部位への手術など重大なミスをより確実に防ぐことができるようになったと私たちは結論を下しました。チェックリストは貴重な時間の浪費だと不満を言う外科医もいますが、起こる可能性のある問題をブリーフィングの場で事前に予測して話し合っておくことができるため、実際の手術の場での遅延は少なくなることも分かりました。

　２００６年に手術の安全性を世界中で向上させるという目的のために世界保健機関（ＷＨＯ）によって何人かの医師が集められた時、私はその一員として招かれるという光栄に浴しました。集められた十数人のメンバーのそれぞれが、このプロジェクトのための提案をプレゼンテーションしました。私のプレゼンテーションではジョンズ・ホプキンズでのチェックリスト活動の成功について、私たちの研究で分かったこととしてチェックリストが科学的根拠に基づいた医療への準拠を高めたこと、手術室における安全文化の強化につながったことなどを話しました。[9] 私の提案内容が採択され、その後1年間をかけて私たちの手術チェックリストを公式のＷＨＯ文書として拡張し、世界中のあらゆる国でのあらゆる種類の手術に適用できるようにしました。アトゥール・ガワンデ博士、アレクサンダー・ヘインズ博士、ビル・ベリー博士、トム・ワイザー博士などがこの取り組みを主導し、後にＷＨＯチェックリストとしての実際の利用に関する調査研究も行いました。彼らの調査で分かったことは、チェックリストによっていくつかの合併症が劇的に減少するとともに手術室における安全性のレベルが上がったことです。[10] ガワンデ博士の著書「The Checklist Manifesto」には単に医療だけでなく様々の複雑な作業を克服するためのチェックリストの価値が見事に説明されているとともに、医療の現場ではこの簡単な手段によって命が救われることが示されています。

　ショート・ミーティングとチェックリストの採用の動きは米国内でも均等に進んでいるわけではありません。低侵襲手術と同様に医師によっては余りやりたがらない人もいて、患者にとってメリットがあるとの明確な証拠が論文として出されているにもかかわらず採用しないのです。このイノベーションについて私に感謝の意を伝えてくる医師が大勢いる一方で、こうした考えを毛嫌いする人もいるのです。病院のカルチャーと患者の安全とを改善するために、チェックリストを医師や看護師に使用してもらおうと様々な運動が進んでいます。次に手術を受ける際には、これを使用しているか事前に病院に尋ねても良いのではないでしょうか。

　全国でこうした問題についての話をしていると、私たちを医学の道へと引き寄せた理想から離れた所に来てしまっていることにフラストレーションを表明する医師が私以外にも多いことに心を打たれます。

今、医師たちはこうした話題について声を上げるとともに、医療のカルチャーを改善する方法を求めています。米国外科学会とタッグを組んで、ピーター・プロノヴォスト博士と私とで現在、病院の文化を改善するために病院で専門分野ごとに小グループを作るプロジェクトに8百万ドルの助成金を得て取り組んでいます。これはCUSP（Comprehensive Unit-Based Safety Program）と名付けた小グループによるフォーラムで、特定の専門分野の医師、医師と一緒に働く看護師、病院経営陣などが集まり、現場における安全上の懸念について議論するものです。[11] こうしたプログラムによって患者の治療経過が改善されると同時に医療もその本来の価値観に引き戻されることが最近の研究で示されています。[12] 混乱した医療システムを改善するために、医師も良識に基づいた解決策を渇望しているのです。

第14章 Healthonomics

チェックリストや医療チームと経営陣とのグループミーティングは常識に基づく解決策として医療分野で急速に注目を集めていますが、病院で採用できるイノベーションは他にもたくさんあり、現代医療に一層大きな影響を与えることができると私は考えています。ここに書く手段は簡単にできるだけでなく、透明性が高まることを通じて治療はより良く、より安全なものとなります。

オープンノート

快活な若い会計士のスーが腹痛を訴えて私のところにやってきました。彼女には何が原因なのかは分かりませんでしたが、いくつか思い当たることはありました。「ホットヨガのせいでしょうか？」「夜遅くにアイスクリームを食べたのがいけなかったのかしら？」「無防備なセックスが何か痛みと関係あるでしょうか？」など、いくつか私に聞いて来ました。彼女の話を聞き、診察の後でいくつか試してみて欲しいことを伝えると同時に検査を受けるように勧めました。診察中に私はメモをとっていましたが、診察を終えたとき、私の手元のメモを彼女が不安そうに覗き見ているのに気が付きました。ちょっと考えて、ことによると何かまだ聞きたいことがあるのかもしれないと彼女を見ました。

「私のこと、なんて書いたのですか？」彼女の言い方は丁寧でしたが、かすかな不信感も漂っていました。

私は彼女が聞いてきた理由を探ってみました。すると彼女は私が彼女のことを気がおかしいかアイスクリーム中毒と思っているのではないかと心配しているのだと分かりました。自分に関する誤った記載が診療記録として永久について回ることや、腹部の痛みについてうまく伝えられていないことを気にかけていたのでした。話をしていく過程でさらに分かったことは、なぜ私が超音波検査を勧めているのか、私は説明したつもりでも彼女自身はよく理解していないということでした。

医師と十分なコミュニケーションができないまま診察室を後にしたという経験はありませんか。患者満足度調査によれば多くの人が必ずしも完全に満足しているとは感じていないようです。診断内容や、正確な病名、治療計画など、それら全部やいくつかが頭に残っていない人もいます。医者が患者の話を聞いてちゃんと理解したかすら疑問に思う人もいます。話を聞いてもらえたと感じていないことが、私から患者さんに質問して聞いてみて初めて分かることもあります。また、話をした後で考え直して、「実際、痛いのは胃というよりも胸の下の方です」とか、「食後に痛くなったり治まったりする傾向があります」と言い直す人もいます。診察後数日あるいは数週間たってから電話をしてきて、「先生、薬はいつ飲んだらよいのか、もう一度教えてくれませんか?」とか「先生、CT検査はした方が良いのでしたっけ、もう一度教えてくれませんか?」と尋ねられることもあります。

ほとんどの医師は診察後にあやふやな点を確認したい患者へのフォローアップには慣れっこになっています。診療所の中にはケーブルテレビの会社と同じように大量の電話を処理するためにこうした通話を選別してさばく独創的なやり方を工夫しているところもありますが、私たち医師が耳にするのはほんのごく一部に過ぎないでしょう。私たちが気付いているよりも実際には多くの人が混乱しているようです。研究によれば全患者の半数が医師の立てた治療計画通りにはしていないということなので、混乱していることが多いのは明らかです。この状況は必ずしも患者が悪いとか医師に原因があるとか言えるものではありません。私の患者の多くは悪い知らせを聞かされるのではないかと心配のあまり、がんかがんでないか、手術の必要があるかないかといった結論の部分のみが気になって、それ以外に私が話していることをあまり十分には聞いていません。結論を一生懸命聞くことで、診察時間中に私が話す他のことを聞いていない可能性があるのです。ただ単に打ちのめされているということもあります。こうした理由から、患者支援団体は重要な診察には友人や家族を連れて行くことを推奨しています。そうすれば、人生を一変させるような診断を患者として受け入れつつある間、彼らが話に耳を傾けることができるからです。

私たち医師もまた違った意味で打ちのめされているのです。1日に20人や30人の患者を診るということは、数百の医学的問題が関係する数十の症例を一度に診ていることになるかもしれないのです。忙しい日には、色々なケースがごちゃ混ぜになってしまいかねません。ある時など、腹痛が続くということで救急に現れた患者が、実は私がその前の週に診た患者だと研修医に教えられたこともありました。

「この患者は過去に結腸の一部を切除した患者かな?」と私が言うと、「はい、絶対そうだと思います」と研修医が返事をしました。もちろん、我々はどんなことでも全て確認しますが、私たちも人間です。1週間に数百人もいる患者の病歴が記憶の中でごちゃ混ぜになってしまうことはあり得ます。

メモをもっと正確なものとするため、診察の最後に患者がいるところで私がメモを口述記録することで患者に内容を知らせることにしました。例えば、「メモとして記録するために少し時間がかかりますが口述をしますので、もし足りない点や私が誤解している点がありましたら遠慮なく指摘してください」と。すると、全ての患者が喜んで同意してくれます。

「血圧も高いのです」というのは、ある年配の患者が漏らした修正です。また別の人は、「以前に手術したのは実際には左側ではなく右側でした」と言いました。別の患者は私の話の途中で遮って、「違います。リピトール錠は25ミリグラムではなく20ミリグラム服用しています」と訂正しました。患者に訂正されたらそのお礼を言い、次に「訂正」と言って修正情報を追記します。

透明性があることで信頼感が育まれます。医師が書いたメモをレビューすることができればもっと良いでしょう。さらにウェブを介して患者が独自にコメントを追加できるようになっていればなおさらです。透明性に共同作業という要素が加われば患者と医師とは文字通り同じ土俵に上がることとなり、医師が何を考えているのかと不安になったり、あるいは患者の理解と根本的に違っていやしないかと疑問に思ったりする必要もなくなります。

投薬リストやその他の背景的な情報の誤りなども含め、あらゆる診療記録の半数近くには誤りが含まれているとする研究もあります。[1] オープンノートを使用することで、患者の診療記録における明らかな誤りは修正されるようになります。[2] 個人的には患者からのフィードバックや修正は大歓迎です。また、「インフルエンザにかかっているとは思わないけど、ボーイフレンドが調べてきて欲しいと言うので」とか「子供の頃に虫垂炎になったことを、今思い出しました」といったメモ的な事柄も大歓迎です。こうした短いメッセージは患者が考えていることを推し量る手段となりますし、同時に書き間違いのチェックにもなります。それはまた治療にもプラスとなって、治療に参加しているという実感を患者に与えます。これは多くの病気において治療のための重要な原則です。また、患者が忘れている場合でも必要な情報を患者に思い出させる効果があります。

ハーバード大学の医師で研究者でもあるヤン・ウォーカーとトム・デルバンコはボストンにあるハーバード大学とベス・イスラエル病院で「オープンノート」を実際に使って試していますし、私の地元にあるジェジンガー・メディカル・センターでは患者に医師が書いた記録へのオンライン・アクセスを提供し始めました。これまでのところ患者も医師も共に気に入っているようです。デルバンコ博士は、医師と患者の間における信頼や義務といった関係が伝統的な秘密主義によって壊されていると信じています。患者には自分の診療情報にアクセスする権利があり、透明性はより良い医療とより安全な治療をもたらすと博士は主張しています。オープンノートによって患者の不安が和らげられるとともに診療記録の隠れた間違いがなくなるでしょう。このプログラムはまだ試験的な段階で、精神医学上の診断はどう扱うのか、または除外するのかといった問題はありますが、オープンノートは医療に於ける透明性の新しい段階を示しています。オープンノートなどの取り組みによって医師と患者の関係が裏表のないものとなり、より良いものになると私は予測しています。

家族を中心においたケア

兄が整形外科で緊急入院した時に見舞いで病院に行きました。その病院は私も以前働いていたことのある病院だったのですが、訪問者として行くと慣れ親しんだいつもの病院とは全く違う場所のように感じられました。私が外科医であることを誰も気に留めず、病院従業員にとって私はただのお見舞客でした。世の中を反対側から見るとどう見えるか垣間見る思いでした。まさに歓迎されないムードで、とても居心地の悪いものでした。訪問時間のルールは厳しく決められていて、午後8時までには院外に出るようにと厳格に告げられました。夕方6時半には病院のカフェテリアも利用できなくなり、食事をする場所もありませんでした。何か質問をしても、そうだと分かってはいましたが曖昧な答しか返ってきません。

同じ街の近隣病院で働いていた時に患者がトイレや廊下で亡くなっているのを何度も目にしたので、夜は兄のそばにいたかったのです。看護師の負荷が過大なために手薄であることは知っていましたが、兄の状態から判断して当直の看護師ができるより多くの注意を向ける必要があると感じました。夜は兄と共にいたいという私の要望が拒否されたので何度か丁重に例外的な扱いを求めたのですが、その都度まるで子供か異常者であるかのように扱われて、いかにも嫌そうに適当に対応されるのでした。2日目の夜、相手もついに根負けして認められましたが、枕や毛布を提供されることもなく硬い木製の椅子で一晩を過ごしました。翌日、医師たちが私の兄について議論した時にも私にはほとんど何も教えてくれませんでした。医師は次回いつ兄の病室に回診に来るかとは決して教えてくれなかったので、回診時に私が病室にいるようにすることはほとんど不可能でした。コラボレーションもコミュニケーションもありませんでした。端的に言えば、彼らと私たちとの間には壁があるように感じました。

患者の家族は治療チームの一員として重要な構成要素です。そのことを理解して、ジョンズ・ホプキンズの上層部は革新的な取り組みを試みる決定をしました。当時の外科看護部長だったリサ・ローエンが面会時間の制限を取り払って家族の中の誰か1人は病室で夜を過ごせるようにするなど、面会制限を無くしたのです。各部屋には枕と毛布を備えた快適な就寝スペースが設置されています。家族には最愛の人が回復する過程でどのような兆候に注意すべきか、心配することがあればどのようにスタッフに伝えるのが良いかなどの教育もされました。さらに家族の誰かは医師や看護師の回診時に同席して、その日の治療について話し合う場にいるよう奨励されました。いくつか決まりはありました。言葉遣いは丁寧であること、特定のデリケートな問題（精神障害や依存症）など微妙な問題では席を外すよう求められることもあり得ることなどです。家族には最後に質問をする時間も与えられます。さらに、家族の参加を促すために各階には家族用ラウンジが設けられ、PCやインターネット接続、電話、電子レンジ、食料品が揃った小さなキッチンまでありました。古臭い規則を曲げて嫌々ながら家族を受け入れるというのではなく、治療チームの一員として家族を歓迎することによって長年続いた壁を取り除いたのです。

これらは皆とても理にかなっていることでした。患者の家族にも気に入られています。私たちはこの新しいやり方を「家族を中心においたケア」と呼んでいます。最近、これがどのように機能するかを東アフリカで行われた講演会で私が得意げに説明したところ、聴衆の中の医師たちがくすくす笑い始めました。私は話を中断して、この新しいやり方について聞いたことがあるのか尋ねたところ、「ここではもう何世紀にもわたって、そうやってきてますよ」とタンザニアから来た年輩の外科医が聴衆の中から答えました。「あなた方アメリカ人は今頃やっと分かったのですか」と彼は大きくにやにやと笑いながら付け加えました。

それから約半年後のことですが、ラテンアメリカに住んでいる私の患者が、家族がいつでも病室にいて世話をしてくれるので母国で入院した時のことをまざまざと思い出したと話していました。彼の説明によれば、彼が行ったことのある発展途上国のほとんどでは家族は病室にいて、医師の指示に従って患者への食事提供や衣服の交換など看護の多くを行っているそうです。実際、私が知っている海外のほとんどの医師は、もう何年もずっとこのやり方でやってきているので、今になってそういう昔からの考え方に私たちが気付くというのは面白いと言っています。

家族がいることで、米国内で主要な院内事故の1つである転倒の減少に役立っています。衰弱して見当識障害のある患者の転倒によって毎年数千人が負傷し、さらには死に至ることさえ起きています。そのため、医療施設認定合同機構と医療品質改善研究所では転倒例を毎年報告させるとともに、この問題の解決に向けた会議を開催しています。医療品質に関する国内最大組織である全国品質フォーラムでは、患者の安全に関して感染率の低下に次ぐ2番目に重要な目標として転倒予防をあげています。家族に病室にいることを奨励するという常識に基づく政策は、昨年1年間で新薬の抗がん剤よりも多くの命を救ったのではないかと私は確信しています。

ハイタッチ

病棟で患者からインフォームド・コンセントを得る仕事はいつもインターンや研修生がやらされる仕事でした。患者から同意を得るためには、手術とそれに関連するあらゆるリスクについて患者と話し合う必要があります。ある日、大きな心臓手術を控えた患者がいました。研修医だった私は病室に入り、リスクとその兆候など最善を尽くして説明しました（この手術を受ける患者は私自身ではまだ数例しか診たことがありませんでしたが）。心臓手術に関する教科書的な知識で武装して私は手術についての説明を始め、その後に同意書にサインしてくれるように頼みました。

「手術後はどんな感じでしょうか?」と尋ねられたので、ほとんどの患者が手術後の入院期間は1週間ほどだと伝えました。

「いいえ、私が聞きたいのは、手術後はどんな感じかということです」と繰り返したので、再度、手術後約1週間入院し、手術後2日目には食事と歩くことから始めるだろうと繰り返しました。

「いいえ、あなたは私の話を聞いてないですね。手術後はどんな風になるのでしょうか?」と再度聞かれ、やっと私は彼が手術後に自宅に帰ってからのことが知りたいのだと気が付きました。歩くのはどうか、痛みはどうか、などといった事柄です。本当のことを言うと、私には知識がありませんでした。手術後に家で患者が養生する様子など見たことがなかったのです。言うまでもないことですが、手術後にどうなるか外来診療を受ける患者を診たことがなかったのです。実際に心臓手術後のフォローアップでという知識の欠けた私の説明には納得せず、その患者は手術を受けないことに決めました。

「良い人生でした。このまま家に帰ることを希望します」

私自身の現実を巡る様々な思いが心の中を駆け巡りました。インターンの間では、患者が手術日近くに手術を拒否したことを上級の指導外科医に見つかったら「逃げて隠れろ」と言われていました。私の指導外科医は、私のせいで1人の患者を失ったことに確実に怒り狂うでしょう。私は以前にもこの外科医の怒りに苦労したことがあり、再び同じ経験をしたくはありませんでした。ここまで30時間連続で休みなく働き続け、肉体的にも精神的にもくたびれ果てていたのですからなおさらです。

先輩のレジデント研修医に状況を話したところ、私のために助け舟を出してくれました。彼は病室に入り、ドアをピシャリと閉めて20分間中にいました。この研修医を私は良く知っていましたが、多分合併症のことは良いように上手に説明し、リカバリーの経過についても希望の持てるイメージを患者に与えたと思います。ところが私の援護者は怒った表情を顔に出して現れると、「とても困ったことになった」「患者は手術を受けようとしない」と言うのでした。

私たちは指導外科医に告げる前の最後の手段としてチーフレジデントに相談しようと考え、手術の合間に駆け寄りました。チーフレジデントは8秒間で説明を聞いた後、その患者の病室に駆け込みドアを閉めました。そして20分経過すると、彼はまるでスペースシャトルの大気圏再突入のように部屋から出てきました。「サインしたよ」と言いながら、チーフレジデントが笑顔でハイタッチするように腕を上ると、チーム全員がハイタッチを返しました。指導外科医の猛烈な怒りは回避できたようです。

その年、これと同様の状況を何百回と目にしました。複雑な手術の説明が、いかに上手く仕事を成し遂げるかという観点でなされました。患者がことによると命を差し出すことになるかもしれないことまで、私自身が患者の状況を十分に分かっていない場合であっても同意書を得させられました。上級の外科医が、合併症の可能性を分かっていながらもリスクや長期的な影響について歪んだイメージを与えて手術の説明をするのを目にしました。まるで俳優のジョン・ウェインのような虚勢もありました。「我々がフォローしてきちんとします」と。

同じレジデント研修医だったマーシャル・ベイカーと私とは、我々が指導外科医になったら、もっと患者に正直なやり方を工夫しようと約束しました。実際にどうやったら良いかと考えてみましたが、解決することはできませんでした。その後ジョンズ・ホプキンズ大学の教員陣の一員となり指導外科医となって1年目のある日、1人の患者が私に同じ質問をしてきました。「リカバリーはどんな感じですか?」私は彼女にあらゆる数値をあげて説明した後、リカバリーの過程を通じてずっといつでも対応すると約束しました。再び、今回も食い違いがありました。彼女が知りたかったのは、抽象的な話ではなくもっと具体的で理解しやすい内容でした。

たまたま、隣の病室にいる患者さんが同じ手術をして、これからフォローアップの回診をするところだったので患者同士で話してもらったらどうだろうかと思い付きました。そこで隣の病室に行き、リカバリー過程の患者さんに「同じ手術を受けることを考えている人に話をしてくれませんか」と尋ねたところ、彼女も話に乗ってくれたので患者さん同士で15分間ほどおしゃべりをしてもらい、私は最後の5分間ほど参加しました。リカバリーでの課題が話されていました。2番目の患者はリカバリーの過程にある患者と会って実際に話を聞くことができ、安心していました。

今は全ての患者に、リカバリーの過程が順調だったか長期間にわたるものとなったかに関係なく、同じ手術を受けることを検討している他の患者を支援する意思があるかどうか聞いています。私の患者は誰でもこれまでの患者に電話をして、執刀される前に心の安心を得ることができるのです。回復して料理を作ったり、もう一度芝刈りができるようになったりするのにどのくらいの時間がかかったかなど直接本人から実際に話を聞くのです。さらに内容が具体的で、理論的なものではないほど患者は安心して手術を受けられるようになります。医師は統計を信じて自分たちの意見を伝えたがるものですが、患者は私の専門家としての意見だけではなく、同じ経験をした人からの個人的な話を重視することに気付いたのです。

医師として、私は患者にこうするようにと一方的に言うのではなく患者と一緒に物事を決めるようにしています。もちろん私は意見を述べますが、患者によっては控えめにした方が良い場合もあります。どんな場合はうまくいって、どんな場合はダメかといった統計的な話は要らないという人もいます。多くのがん患者からはリスクや費用、あるいは合併症がどうだとか、嫌な話はしないでくれと言われます。しかし、ますます多くの消費者がネットを利用して事前に情報を得ている現代にあっては、患者は医師と話をする用意ができています。私が教育を受けた10年前は「40歳ですから、マンモグラフィ検査を受ける歳ですね」といった時代でしたが、今の時代の医師と患者は次のような会話が望ましいと考えています。「あなたは40歳になりましたが、アメリカがん協会では40歳から毎年のマンモグラフィ検査を推奨しています。しかし、もっと先になってからするのに比べると、今することによるメリットとデメリットには次のようなものがあります」

同様に男性の場合には50歳になったからといって前立腺がんのPSA検査を盲目的に推奨するというのではなく、医師はリスクとメリットとを説明しながら毎年のPSA検査が米国がん協会による推奨であることを伝えるなど、この推奨に関する議論について話しています。医療における透明性を確保するという点では、おそらくグーグルの方が病院よりも貢献しています。グーグルのおかげで患者は医学的推奨や関連する様々な議論を簡単に知ることができます。多くの場合、患者は意思決定プロセスを共有する信頼できるパートナーが欲しいだけなのです。

シェアード・ディシジョン・メイキング：医療の新しいモデル

手術を行う医師は合併症を過小評価することが知られています。私たちは患者さんを安心させたいと思っていますし、時には患者さんを怖がらせてしまうことを心配しています。自信があることは仕事を上手くやり遂げるのに必要ですが、その一方で同じ自信が私たち医師の見方を歪めてしまう可能性もあります（患者が自信過剰な外科医の方を好むこともあります）。自分に自信のある医師は仕事をやりたがるのです。教科書や医学文献から医師が引用する合併症の発症率ですが、一般的に現実の世界ではその2〜3倍あるのが普通です。これは医師の間で出版バイアスと呼ばれているもので、文献に見られるよく知られたバイアスです。これは結果を医学雑誌に提出するのは合併症発症率の低い医師だけという事実に関連しています。このために学術文献に反映されている合併症発症率は全国平均よりはるかに低いのです。[3] 例えば私の研究チームによって分かったことですが、公表されている研究結果に基づいて膵臓手術の死亡率は1％と患者には伝えられますが、現実の死亡率は7％近いということがあります。

新たな患者に別の患者から治療結果に関する話をしてもらうようにし始めて以降、他にも多くの医師が同様のことをしていると知りました。手術の前に平均的な姿をビデオやパンフレットを使い、一般用語で生じ得る現実世界での合併症について詳しく話してもらうのです。あらゆる可能性について詳しく話すことで、患者は手術をすると決める前に十分な情報を得ることができます。

教育的なパンフレットやビデオは患者に医師の指示に従うことを単純に求めるものではなく、医師と患者とが正直に話し合い、治療について本当の意味での合意に達するようにするためのより大きな取り組みの一部です。こうした活動はシェアード・ディシジョン・メイキング（協働意思決定）と呼ばれ、ダートマス大学やマクマスター大学のメディカル・スクールの医師たちによって広められ、様々な医師団体や個々の医師たちによっても推進され、今日では多くの医師によって採用されるようになっています。[4]

権威ある米国一般内科学会（ＳＧＩＭ）の前会長マイケル・バリーは医療における協働意思決定の熱心な擁護者で、マサチューセッツ総合病院での診療で日常的に用いています。患者が必ずしも統計やリスクは何割とかいう議論を好むとは限らないことに気付き、患者のために様々な事項を説明して最善のアドバイスを提供するということをしています。患者によっては、こうした情報を聞き、熟慮したうえで特定の検査あるいは治療を止める決断をすることもあります。

ダートマス大学のアルバート・マリーとジョン・ウェンバーグとは、こうしたアプローチにとても熱心に取り組み、インフォームド・メディカル・ディシジョンズ財団（informedmedicaldecisions.org）という組織を立ち上げ、急速に成長しています。この組織は医師に様々なツールを提供するとともに、デモサイトを立ち上げ、世界中の国々に広くこのモデルを広げようとしています。彼らは、その新たな取り組みをノース・カロライナ大学チャペルヒル校、オレゴン州郡部臨床ベース研究ネットワーク、カリフォルニア大学サンディエゴ校などでも始めています。このプログラムに参加している人に私が話を聞くと、誰もがこのプログラムを気に入っていて、その知的誠実さ、透明性、医師の指導の下で患者が自信をもって決断を下すことができるようになっていると話していました。

第15章　隠しカメラ

ヘルスケア分野全体にわたって説明責任を徹底するには、どうしたら良いでしょうか。総論としては医師も病院経営陣もほぼ全員が説明責任があることは良いことであると賛同しているのですが、自分のこととなると大抵はそれほど熱心ではなくなるのです。これは人間の本性にすぎません。余計な時間を費やして細心の注意を払って手順に従ったり、結果を記録したりすることは負担に思えるのかもしれません。さらに自分自身の責任は少ない方が評判は守られ、罪を隠すこともできます。他人の評価を気にすることもなく、自由にやりたいことができるでしょう。しかし、責任を負わない態度からは患者の心は離れ、不信感が増すでしょう。さらに言えば、責任を負っていると自覚することでパフォーマンスは改善します。

説明責任を追及する強力なツールとしてはカメラがあります。医療以外の様々な分野でもその価値が見出されてきています。スポーツでもその場で簡単にビデオのリプレイを見て、出された異議を解決できるようになりましたし、防犯カメラによって連絡通路も以前より安全になりました。法執行の現場ではビデオカメラによって市民と警察の両方ともに責任が明確になりました。少数の人が警察官の行動について警察に不平を言っても通常は何も起きませんが、その場に居合わせた人が撮影した携帯電話のビデオが職権を乱用している悪い警察官をとらえていたり、パトカーのドライブ・レコーダーが今では民間人と警察官とのやり取りを記録したりしています。

医師に対して根拠に基づく医療を実践するよう教育し奨励することは、自動車のドライバーに制限速度を遵守させるという難題と同じくらい古くからある闘いです。しかし、交通安全に関する分野での1つの革新的な発明が一夜にして安全運転の法令遵守を劇的に向上させました。カメラです。この百年、法律を遵守するようドライバーにお願いする啓蒙努力や放送電波を使った広告ではほとんど効果がないことが知られていました。今日では道路脇に目立つように置かれたカメラがドライバーに車の運転に対する責任を持たせ、交差点でもカメラが信号無視をしようと考えるドライバーに強いメッセージを発しています。こうした手段がうまく機能して、カメラが置かれている場所では交通法規の遵守が向上し維持されています。[1]

品質を担保するためのカメラ

現代の医療に広く説明責任が欠如していることで困っているのは患者だけではありません。様々な分野でトップにいる多くの医師たちも長く悩まされてきました。例えば、消化器分野で国際的に最も有名なダグラス・レックス博士も、その1人です。博士は最大の消化器学会の元会長として大腸がん検査の認知度を高めたこと、大腸内視鏡検査の手法に関する標準的なガイドラインを作成したことなど、医学で多くの画期的な業績を上げてきました。レックス博士のリーダーシップと独創性に富んだ研究によって、アメリカ人は誰でもが大腸がんや疑わしい前がん性ポリープがないか調べるため、50歳以降は5年から10年ごとに大腸内視鏡検査を受けるようにと言われています。今日に至るまで、大きかったり難しい箇所にあったりというポリープに関しては米国内で最も高名で人気のある「内視鏡専門医」として、レックス博士が勤務する病院（インディアナ大学ヘルス）は国内で最も取り扱い件数が多い内視鏡検査センターとなっています。彼は何千人もの消化器専門医を育てあげ、教育を受けた医師たちからゴッドファーザーと呼ばれています。彼の下で学生だった医師数人から話を聞いたことがありますが、彼らが一様に言っているのが、博士は献身的で、自信家で、それでいて細心の注意を払う人だとのことです。もし消化器領域で崇拝の対象となる人がいるとしたら、それはレックス博士でしょう。

レックス博士はアメリカ国内で大腸内視鏡検査を行う際の医師に広くみられるずさんさに深く悩まされてきました。彼の主張によれば、彼の専門分野である大腸内視鏡検査では十分な時間をかけて検査することをせずに急いで済ませてしまう医師が多いそうです。その結果、多くのがんや前がん性ポリープが見落とされることとなり、何年もたってからより進んだステージのがんとなって現れることになるのです。

「世の中には、まっとうではない大腸内視鏡検査が溢れている」とレックス博士は話しています。[2]

大腸内視鏡検査をしっかり行うには腸の隅々まで細心の注意を払って検査する必要があります。時間がかかりますし、細部に至るまでの注意が必要です。長年にわたりレックス博士等の専門家によって検出率には医師によって幅広いバラつきがあることが論文で示されてきています。レックス博士によれば国内で最も信頼されている病院や、大衆的な雑誌で「最高峰」の病院と書かれている病院であっても処置の質には驚くほど差があるとのことです。

「結局は医者の態度に帰着する」とレックス博士は結論付けています。性格的なタイプが人によって異なるように、医師も人によって強迫神経症的な人もいれば、冒険をするタイプの人もいます。中には、なるようにしかならないと考えるような人もいます。しかし、人の命がかかっている場合には医師は危険を犯すべきではないと博士は付け加えています。

長い間、レックス博士は大腸内視鏡検査の品質問題に関する研究ができないことにフラストレーションを感じていました。それは、カルテに付随する医師による処置メモが大概の場合にぶっきらぼうで、ずさんで、どう見ても処置を完璧に記載しているとは到底言えないことが分かっているからでした。何度も経験したように別の医師から紹介された患者に行った大腸内視鏡検査での経験から、医師によっては重大ながんやポリープを見逃していることをレックス博士は実際に見てきていたのでした。

レックス博士が勤務している有名な医療センターの医師が行う大腸内視鏡検査でさえ、中には質的に見て標準以下のものがあるのではないかと博士は強く疑っていました。彼の同僚7人が行う検査の質や内容が十分かを評価するため、彼は検査エリアのシステムに保存されている検査のビデオで密かに調べ始めました。ビデオを見ていくと、最高の医療センターである彼の医療センターにおいてさえ、検査にかける時間と品質とがドラマチックなほどに大きなバラつきがあることに博士はショックを受けました。検査を行った同僚の名前は分からないようにして、博士とその研究チームとで各医師が腫瘍を探索するのに費やした時間を正式に記録することを開始しました。博士はまた、医師が疑わしい部分をどれだけ丁寧に検査したか点数付けをしてみました。１００件について調べ、これらの情報を記録した段階で彼は7人の同僚に向かって、今後はビデオを用いて時間の計測をするとともに点数付けをすると発表しました（実際には既に行っていたのですが）。すると一晩で全てが根本的に変わりました。突然、彼の同僚が行う処置の平均的な時間は50%増加し、品質スコアは30%改善したのです。[3] 同じ医師、同じ病院、同じ医師給与、患者が払う医療費も同じなのに。唯一の違いは、誰かによって自分たちのしていることがビデオで観察されていると医師たちが知っていたということだけでした。

　責任を明確にすることで患者の治療が格段に変わる効果が劇的なのを見て、レックス博士はさらに一歩踏み込みました。博士はその後の患者２５０人に、検査を撮影したビデオのコピーが欲しいかと聞いたのです。すると、圧倒的多数の81%の人が「Ｙｅｓ」と答えました。[4] 一部の患者は老人でコンピュータにも精通していないことを考えると、この数字は印象的です。次にレックス博士は質問項目として、ビデオを望んだ患者に必要な理由を尋ねました。すると一番多かった答えは「見て検討するため」で、2番目が「きちんと記録を残すため」でした。最も印象的だったのは回答者の64%が、自分たちの受けた検査のビデオコピーを入手するためにお金を払っても良いと答えたことです。これは、患者が医療におけるより一層の透明性を望んでいることを示す強力な証拠です。

処置のビデオはサンプリングしたうえで外部の専門家にレビューさせるべきで、合併症を発症した時などにも調べさせるべきです。今ではまだ処置のビデオをピアレビューにかけることは現在の医療体制ではまれにしか行われていませんが、その理由は、そもそもビデオ撮影自体がほとんどされていないこと、ピアレビューをする体制も動機もないこと等が原因です。

現代の医療現場では処置現場の多くでビデオが設置されていても、そもそも撮影ボタンが最初から押されていなかったり、次の処置でビデオ記録がなされると前の記録は上書きされて消えてしまったりするのが常です。患者がビデオ録画された処置のコピーを望んでいるかどうかを知るために患者にビデオのコピーを提供し始めたところ、熱心な反応がありました。今は、私が腹腔鏡手術をする際には腹腔鏡器具の先端にあるカメラから手術室のテレビモニターに表示されるビデオ映像をＵＳＢメモリーにダウンロードして患者に渡すことにしています。この映像を自分で見る人もいますし、紹介元の医師に見せる人もいます。また、HealthVault.comやDossia.orgなど、クラウドのプライベートな電子健康記録に上手にアップロードする人もいます。

ほんの10年前までは、こんなことは現実的にはほとんど不可能でした。手術エリアからのビデオ録画には空のＶＨＳテープが必要だったためです。医療的処置のビデオ映像には幅広い品質向上効果が見込まれます。心臓への不必要なステント留置を５００例以上行ったボルチモアの心臓専門医などは、もし治療を受けた患者がＸ線による血管造影図の動画コピーを貰っていて、動画からステントを入れなければばならないほど動脈がブロックされているわけではないことが示されていたならばもっと早い段階で見つかっていたでしょう。

　レックス博士の研究で医学界が学んだことは、新しく設置された交通カメラによって地方政府が学んだことと同じ原理が医療にも当てはまるということです。誰かに見られていることでガイドラインに従うよう根本的に改善されるのです。患者と医師がビデオ記録を利用できるようにすることは真のゲーム・チェンジャーであり、患者と医師の信頼関係が強化されると私は信じています。

　カメラによって医療が改善されるのは、これだけに限りません。看護師の93％、医師の43％が直近でも問題行動を目撃していると報告していたり、手洗いの励行についてはバラつきが大きい状態が続いていたり、効果は明確なのに手術前のチェックリストが使用されていなかったりという時代にあって、ビデオは正しい行動やベスト・プラクティスの遵守を促進するのに計り知れないほど重要なツールです。[5]

　手洗いによって院内感染が減って命が救われるとＷＨＯが宣言した後でさえ、病院内でこれを順守させるのは依然として大仕事です。記録をとっている病院であっても、多くの病院で順守率は約40％です。ジョンズ・ホプキンズでも毎週、状況調査結果のレポートが私の所にも送られてきます。ここには正体を隠した観察者、いわゆる覆面調査員を使った手洗いの順守状況に関する抜き取り調査結果が書かれています。しかし、覆面調査員も常に秘密であるとは限らないためか、報告が不正確なこともあります。ロングアイランドにあるノース・ショア・ユニバーシティ病院では巡回している覆面調査員によって病室に入るスタッフの60％が手洗いを実行していると報告されていました。しかし、病院がさらに一歩進めて手洗い場にカメラを設置したところ、なんとお粗末にも手洗い実施率6・5％という散々な結果となりました。ノース・ショアでの取り組みで最も印象的かつ重要な結論は、カメラが強力な効果をもたらすことが分かったことです。カメラからのフィードバックによって、スタッフの手洗い順守率は90%以上へと上昇し、それが維持されたのです。[6]

ヴァンダービルト大学ではマット・ウェインガー博士とマイケル・ヒギンズ博士とが病院全体にカメラを設置し、そのデータを研究しています。ビデオ撮影に対して外科医からは賛否両論がありましたが、実際のところ看護師からは100%の熱心な支持を得ました。2007年にはロードアイランド州で最大の大学付属医療センターであるブラウン大学の病院で脳外科医が3人の患者に対して脳の逆側を手術したとして罰金が科されました。この病院では2007年以降の2年間でも間違った部位への手術が5件報告され、そのうちの2件は同じ医師によるものでした。[7] 州政府によって病院は150、000ドルの罰金が科されるとともに、全ての手術室にビデオカメラの設置が義務付けられました。病院には現在カメラが設置されていますが、画像データをどうするかについての合意はできていません。病院の弁護士がそれを嫌っているのですが、それでも次第に何人かの医師によって支持されてきつつあります。

アトゥール・ガワンデ博士による最新の研究によれば、平均的なアメリカ人は生涯で9・2回、手術等の侵襲的治療を受けるそうです。[8] 外科医としては手術をやり始めるより前に過去の主要な手術のビデオ映像を見ることができるようにしたいと思います。プロ・スポーツ選手が直近の試合をビデオで見直すように、今日自分が行った手術のビデオを保存したUSBメモリーを手にして病院から帰宅することができれば、自分の今後の手術を改善するのに役立つと思います。ネズミ捕りのカメラが設置されている区間ではドライバーが安全運転をするように、カメラに写るところでは人はより正しい行動をするのです。手術安全チェックリストなど、エビデンスに基づいたプロトコルの順守もおそらく改善されるでしょう。（現在の順守率は約40％）[9] コックピットのフライトレコーダーがプロ意識やプロトコル順守のチェック機能を果たすのと同じように、ビデオ録画もプロ意識や手術室でのコミュニケーションを向上させるものとなります。

これまでの診療記録は内容が貧弱なことで知られていて、「大腸内視鏡検査　陰性」などと医師が書いた標準化されていない記述で溢れています。レックス博士が行った研究によって、医療における強力な新しいコンセプトが導入されました。広く適用されたならば、不十分な記載と貧弱なモニタリング体制しかない医療機関にビデオ撮影が説明責任をもたらすとともに医療を変革するポテンシャルを秘めています。将来的には患者の診療記録には主要な手術のビデオが含まれているのが普通になって、それが無い診療記録は時代遅れと考えられる、そんな未来が来ると私は確信しています。脳腫瘍のＭＲＩ検査で放射線科医に連絡した脳神経外科医が、放射線科医から文書でしか結果をフィードバックできないと言われた状況を想像してみてください。

ロンドンのインペリアル・カレッジ病院では、撮影されることに怒り狂った一部の外科医が病院のカメラを手術室用のシューー・カバーで覆ってしまうという出来事がありました。それでも、その病院でクリシュナ・ムーシー博士が同僚たちを前にしてより強い透明性、手術におけるビデオ録画の拡大を求めたところスタンディングオベーション（ほとんどが若い医師たちから）を受けました。これこそ自分が患者だったら望むことだと、次代を担う医師がこの動きを主導しています。「この壁を壊そう」と言ったレーガン大統領の記憶に残る名演説のような場面で、ムーシー博士は病院の文化を変えようとした15年間の闘いの物語を語りながら「15年間にわたる隠蔽工作の後、シュー・カバーが外される時が来た」と情熱を込めて語ったのでした。

第16章

誠実な医療を求める新しい世代

投てき器

研修医として研修中、手術室で外科医の癇癪玉が破裂するのを私は何度も目撃しました。穏やかだった外科医が一瞬にして怒り狂った情け容赦のない鬼へと変身する、こうした威嚇する文化が長く続いて来ました。看護師を罵倒し、学生を侮辱し、インターンを叱りつけることが当たり前に行われていました。時には激高した外科医が手術器具を床に叩きつけたり、他の人に投げつけたりすることさえありました。病院もこうした行動を罰するのではなく、むしろそうした人を厚遇してきました。品行の悪い医師ほど望むものを手に入れる傾向さえあったのです。最高の看護師、より良い部屋、より良いロッカーなどです。怒鳴り散らすことが効果的だったのです。それに対して物静かな医師はしばしば残りものをあてがわれていました。

しかし幸いなことに、エリート外科医のかつての見本のような未熟な行動には容赦しない、新しい世代の医師や看護師が実力で頭角を現してきています。今の世代のプロフェッショナルたちは様々なルールがあることを前提として医療の分野に入ってきています。行動や態度に関するルール、お互いに尊重し合うというルール、週労働時間をより人道的なものに制限するルールなどです。

新しい世代の学生たちもまた、前の世代よりも患者に対して誠実でありたいと望んでいます。彼らは20世紀の医学の間違いを認識し、そのことを躊躇することなく指摘して、原点に戻ってやり直すことを求めています。彼らはまた治療に関してより全体的・総合的なアプローチを取り、心と体の関係にもっと目を向けて非伝統的な治療法をも積極的に取り入れています。そしてまた、知っていることと知らないことについて患者に対してこれまで以上に正直です。フル・ディスクロージャーを良いことと信じ、患者と医師とが協働して意思決定することが正しいことであると信じ、患者が治療を拒否することも受け入れます。彼らはより穏やかで、より実利的な世代の医療のプロです。彼らは年長ですが、多様性があり、既婚であることが多いですが、男性中心という考え方からは無縁です。今では歴史上初めて女性が私たちのメディカル・スクールやジョンズ・ホプキンズ病院の外科レジデント研修プログラムで半数以上を占めています。これはトーマス・ジェファーソン大学メディカル・スクールで史上初の女性医師が誕生した1965年には考えられなかった画期的なでき事です。女性の視点によって医療文化における男性文化の伝統とのバランスが保たれると言う人もいます。私たちの世代におけるもう1つの際立った特徴は、教師、ビジネスマン、あるいは看護師など別の職業を経た後に2番目のキャリアとしてメディカル・スクールに入学してくる学生が以前より増えたことです。彼らはより成熟しており、かんしゃくを起こす外科医や患者に情報を隠す医師など、正しくないと思ったら即座に反対します。

カイロプラクティックについてはメディカル・スクールで何も教わらなかったので、それが正確には何なのか、効果はあるのかなど私は無知なままに病院勤務をスタートしました。この知識が欠けていることを自分では何とも思わずにいましたが、ある時、ある患者に首の手術をする代わりにカイロプラクティックの施術者に診てもらえないだろうかと聞かれました。大急ぎで一緒に働いていた先輩外科医に何と答えたら良いか聞くと、その先輩外科医は首への手技がもとで亡くなった患者の話を聞いたことがあるとのことでした。

それで私は「正確に何と言ったら良いでしょうか?」と尋ねたところ、彼からは「カイロプラクティックの手技によってまれに合併症を起こして死ぬ可能性があると伝えなさい」との返事でした。

実際、私はその通りに伝えました。そして、うまくいきました。つまり、カイロプラクティックによる治療に恐怖感を持たせたのです。幸いなことに、患者から治療のアウトカムに関する比較統計データを要求されることはありませんでした。私たち研修生の間での基本スタンスは、よく知らない選択肢について患者から質問された場合には「死ぬ可能性がある」と伝えることでした。今では場合によってはカイロプラクティックによる治療が手術に替わる効果的な治療手段であり得ることを私も知っています。

現代の医学生は非伝統的な治療法について語ることができるだけでなく、自らも実践しています。彼らは自然主義的な治療法を採用するとともに、ヨガや鍼治療を実践し、ほとんどの高齢医師は知りもしないような数多くの非伝統的な治療方法も探求しています。「死ぬ可能性がある」といった類の決まり文句を伝えるような誠意のなさを拒否し、医師仲間の内輪での忠誠心よりも患者への誠実さを大切にします。さらに言えば、彼らはこれまでと違って病気を治すことと同じくらいに医療提供に際しての危険要素を排除することが正しいことだと信じています。

私がメディカル・スクールを中途で抜けて公衆衛生大学院に入ったとき、私は厄介者の迷える子羊と見られました。当時の校長は思いとどまるように私には頼みながら、他の人には私がビジネスの学位を取得しようとしていると言っていました！今ではメディカル・スクールに通う学生のほぼ半数、外科医を含む全てのインターンやレジデント研修医の半数が公衆衛生学の修士号を取得することに関心を示しています。私から見ると、今の新しい世代に属する人たちは医療体制が崩壊して統一が取れていないことの根本原因を突き止めようと熱心に取り組んでいます。

最も印象的なことは、メディカル・スクールの上層部がこうした進化する学生のスタンスに対応し始めていることです。今では仮に私が手術器具を学生に投げつけようものなら即刻首になるでしょう。そんなことは私がそうした行動を目撃した10年前にはあり得なかったことです。もし学生に悪態でもつこうものなら、上司に呼ばれてじっくりと説教されるでしょう。悪い行動に対しては、もはや臭い物に蓋をするようなことはされないのです。ますます多くの病院でオンラインでの匿名の報告システムが採用されつつあり、看護師や学生から問題行動や安全上の懸念の報告ができるようになりました。私が働いている病院を含めていくつかの病院では、そうした報告があれば調査が開始されます。複数の報告によって不適切であることが確認された場合には、学部長あるいは権限のある経営幹部によって懲戒処分が下されることになるでしょう。

直球勝負でいく新しい世代の学生たちのおかげで、我々を含めた全世代に説明責任が浸透しています。私が学生だった頃は一切何の質問も発せず、まるで軍隊の一兵卒のようにただただ上官の命令に従うように訓練されました。しかし現在のメディカル・スクールの学生は違います。私の所では4週間サイクルで常に2人ずつ新しい学生を受け入れていますが、彼らは私の仕事の全てに付いて回り、仕事を学ぶと同時に潜在的に倫理的ではないと思われる行為や問題行為とみなされる可能性のある行為についてチェックするのです。彼らは複雑な病状に関する専門知識は十分ではないかもしれませんが、何か正しくないと思ったことがあればそれを感知する能力は十分にあって、しかもそれを私に問い質すことも躊躇しません。

驚くべき議論の広がり

少し前までは、予期しなかった合併症が生じた際など患者の救命手術で徹夜をすることもありました。それは物理的にも体力を消耗する手術で、ひどく疲れるものでした。翌朝は髪の毛が立ち、あごひげは生え、服はくしゃくしゃのひどい状態でした。手術の準備で患者さんを診察する時もよろよろするし、24時間以上立ち続けた膝は震えていました。思い出すたびに思わずニヤリとしてしまいますが、メディカル・スクール4年次に行われるサブインターンを希望してビジターとして病院に来ていた医学生が過労のために病室で立っている間に眠ってしまい、まさに印象付けなければならない相手の医師に倒れかかってしまったのを目撃したことがあります。体力の限界まで働いていた私も、そんな大失態をしそうな危ないところでした。私のことをいつもおしゃれだと言って褒めてくれていたフィリピン出身の看護師からも、私の服や髪がぼさぼさに乱れた状態なのを見て微笑みながら「昨夜は大変だったようですね、先生」と言われました。

看護師がひやかすのを聞いて、患者は私の方を見ながら「まあ、昨夜はぐっすりよく休まれたのですよね、先生？」とポイントを突いた質問をしてきました。

口調こそおどけた物言いでしたが内心では真剣だったと私は確信しています。私はバツの悪い思いで何と言って良いかわからず、どう返事をすれば良いか当惑していました。するとすぐに患者は私が返事をためらっているのに気付いて不安になったようでした。その日は彼女にとって極めて重要な日で、しかも私はベストの状態ではなかったのです。

私は100％正直でいようと決めました。彼女には予定外の手術で昨夜は一睡もしていないこと、もし別の日に手術を再スケジュールしたいと思うなら、それでも構わないことを伝えました。すると彼女は手術を翌日に延期することを選択しました―たぶん賢明な選択だったと思います。この出来事があって暫くたってからですが、外科医が手術の前の晩にオンコールで十分な睡眠が取れていなかった場合には待機手術の後の合併症が83％増加するという調査研究が公表されました。[1] この話を医師ではない友人に話すと、誰もが「君たち医師は睡眠不足が仕事に及ぼす影響を知るべきだろう！」と異口同音に反応します。そう言われたら、昔の私だったら他の多くの医師と同じように「睡眠不足でも全力で働くのが医師の職業文化の一部である」と微笑みながら答えていたでしょう。

時代が変わる兆候ですが、ハーバード大学の医師、マイケル・ニュローク、チャールズ・ツェイスラー、リサ・ソレイマニの3人は、医師の職業文化において長く続いてきた文化的伝統を否定して、待機手術に際して前日の夜も働いていた場合には外科医はそのことを患者に対して率直に開示すべきであるとニューイングランド・ジャーナル・オブ・メディシン誌で主張しました。手術を予定通り行うか、それともスケジュール変更するかを選択する権利を患者は持つべきであると彼らは主張しています。[2] この論文は外科コミュニティを2分して医療界における全国的な議論を引き起こしました。半数の人々は自分がそう扱われたいと思うように他人を扱う必要があると激しく主張しました。そして残りの半数の人々は、患者が知る必要はないと主張したのです。情報開示に反対する人々は、それは外科医がその日の気分や個人的な生活までも公開しなければならない世界へと続く危険な坂道の始まりであると主張しました。当然のことですが、患者に正直であることに賛成の人たちは多くが若い医師からなる強力で声が大きいグループでした。研修中の外科医、特に自分自身も患者だった経験のある外科医がより多くの情報開示を求める主張を主導していることに私は気が付きました。私が外科教育を受けた時代には、医師仲間の間でこのレベルでの透明性を検討したり、そうした議論をしたりすることさえ想像ができませんでした。この驚くべき全国的な議論の広がりは医療文化が急速に変化していることを象徴的に示しています。

若い世代はまたもう1つの議論もリードしています。議論の中心にあるのは「適切性」と個々の患者への治療のカスタマイズということです。教科書的な症状がハッキリしている場合であっても、処置や薬剤によっては虚弱な高齢患者には不適切なものもあります。たとえば、90歳の高齢男性に対する前立腺がんの検査については、多くの医師が妥当性を疑問視するようになって来ています。その理由は前立腺がんが命にかかわるものとなるのには10年から20年の時間的経過が必要だからです。一律的な推奨も、例えば、少しだけ高血圧（血圧が上で１５０から１６０）の人への投薬とか、ＬＤＬコレステロール値の高い全ての人（１００以上）への投薬などは避ける必要があります。そうした血圧やコレステロールの薬を使わずに高齢まで到達している人ならば一般的な国のガイドラインでは治療を開始するようになっていたとしても、おそらく今から開始する必要はありません。特定の年齢層に対するマンモグラフィ検査も害の方が大きくなる可能性があります（80代の人や高校生にも不必要な手術を施すなど）。医療は必ずしもどれか１つのやり方が全てに当てはまるというようなものではありません。時にはベストな治療法は何もしないことという場合もあるのです。[3] 今では多くの医師がこうしたことを理解しています。

医療は人類の歴史と共にあります。貴族や王族と同様に医療界は昔から階級社会です。そして何世紀にもわたって医師たちはその専門的職能を一般からは分かりにくいものとし、神秘的であることで自らの権威を高めてきました。しかし、新しい世代の医師は透明性があること、偏見を持たないこと、誠実であることなど現状を改革する用意ができていると私は確信しています。歴史的にこれまで私たちの職業に染み付いていた秘密主義を終わらせるためには、この世代交代が必要だったのかもしれません。この機会を利用して内部からの改革に力を入れるならば、若い医師たちの主導によって我々の文化が変革を迎える機は熟していると言えるでしょう。

新たな医療文化の到来を示す兆候は至る所で見え始めています。１つ例を挙げれば、歴史上初めて米国外科学会やその他の医師グループによって正常な能力が損なわれた医師に対処するためのプログラム作りが始められています。これは第8章でお話した問題に対処するための貴重な第一歩です。もう1つ例を挙げます。この本を書いている間に、全国のトップクラスの外科医が数多く集まる南部外科協会(Southern Surgical Association)の年次総会に出席しました。そこで、新会長となるJ・ウェイン・メレディス博士による注目すべき基調講演を聴きました。博士はキャリア初期の学習段階で「新しく医師になる人々に嘘をつくことを教える」やり方を非難したのです。博士はまた、週労働時間が80時間を超えても有形無形の圧力をかけてそれを申告させない、外科医の間で広く行き渡った習慣を批判したのです。メレディス博士はさらに進んで、医師はチームとして一体となって働かなければならないこと、現代の医療産業複合体によるインセンティブに抵抗しなければならないことなどについても論じました。究極的な問いかけである「自分が患者だったらどのような治療を受けたいと思うだろうか?」を起点として、メレディス博士やその他の先見の明のある人たちはヘルスケアの文化における変革をリードしています。

第17章　説明責任を巡る現状について

アメリカのビジネスリーダーならば誰でも自分の会社の損益報告書には責任を持っています。法律で、そう決められています。サーベンス・オクスリー法のおかげで、会社の業績に関して一般の人々の判断を誤らせるような行為をした場合にはCEOが刑務所入りとなることもあり得るようになりました。サーベンス・オクスリー法を成立させる署名をしたとき、当時の大統領ジョージ・H・W・ブッシュは「フランクリン・D・ルーズベルト以来の、アメリカの商慣行における最も広範囲にわたる改革」であると述べました。[1] しかし、この説明責任も米国経済の5分の1に相当する経済規模を持つ医療分野の成果指標には適用されないのです。

病院は合併症の発症率、再入院率、およびその他の標準化されたパフォーマンス指標など、どれも報告する義務はありません。唯一のちょっとした例外が最近になって定められたばかりですが、ごく一部の手術について手術後の感染率の報告制度がメディケアでスタートします。この規定は一般市民と、これを提唱していた医師グループの双方にとって初期的な一里塚ではあるものの、私たちが必要としている抜本的改革からは程遠いものです。仮に現代の医療制度が進んで、広範囲にわたるフル・ディスクロージャーが達成されたとしても、医療機関が自分で公表するデータを国民は信用することができるでしょうか。ウォール街の企業には独立した監査人がいます。しかも多くの場合で複数の監査人によって帳簿が調べられ、損益報告書が正確であることが確認さます。しかし、患者の治療結果の統計データを集めて評価するために独立した人間がいる病院はほんの一握りです。

主要な医師グループによる努力の結果、ここ数年間でデータ収集作業については標準化されるとともに利害関係者からの介入を避ける方法が成熟してきましたが、病院にはこうしたプログラムに参加するインセンティブがほとんどありません。公正かつ正確な比較を可能にするための標準化がきちんとできていなければ、本当の意味での透明性は達成できません。例えば、感染のモニタリングが不十分な病院が感染率は低いと評価されたり、逆に、患者のフォローアップが綿密で感染を捕捉する独立した看護師がいる病院では報告される感染率が高くなることで感染が多いとして責めを負ったりしてしまいます。無責任な自己申告に基づく仕組みでは、患者は力を得るどころか誤った方向へ誘導されかねません。

人々は企業の収益情報を利用して個人としての投資判断を下します。同様に、患者が自分の治療に関して十分な情報に基づいた判断を下すためには、病院の治療成績に関する信頼できる情報へのアクセスが可能でなければなりません。

治療成績に関する重要な情報の大部分が秘密情報とされている現在の医療制度の下では、病院経営者が自分の病院の特定分野における合併症の発症率が異常に高いことを知ることはできても顧客である患者は何も知らずにいるわけですから、病院経営者がこの問題に取り組むインセンティブは何もありません。実際には、病院は危険な治療行為を継続することで金銭的には報われるのです。言い換えれば、病院は自院での治療が全国平均よりもはるかに危険であることを知りながら治療行為をすることができ、さらに誰に釈明する必要もなくそうした行為を継続することができるのです。信じられないような話でしょうが、それがこの国の制度なのです。ゴールドマン・サックス社が社内では「がらくた」と呼び、しかも自分たちはその反対のポジションをとっていた金融商品を一般大衆に販売していたことが表沙汰となった時、人々は怒り狂い、連邦議会の聴聞会では議員が不正だと非難の声をあげました。病院では問われている事柄は遥かに重要なもの（人の命）であるにもかかわらず、情報公開の基準はウォール街よりも低いのです。

様々な危険要素

政策立案者は国民が医療における更なる透明性の高さを望んでいるのか様子見をしているように見受けられます。現在はごく限定された手術について、その感染率の公開に議論の焦点が当てられています。現在の提案は出発点に過ぎませんが、感染率は問題全体のほんの一部分にしかすぎません。騙されてはいけません。ごくわずかの限られた指標だけでは治療の質や病院全体のパフォーマンスについてはほとんど何も分からないでしょう。一部の感染率だけの公開を要求することは、実際には逆効果になる可能性があります。病院は対外的イメージを非常に重要視しているので、公開される指標にあらゆる努力を振り向けることが知られています。その結果、その他の重要な事柄は無視されてしまうのです。だから1つの指標だけに集中することはとても危険なのです。

例えば、心臓病の専門医によって開発された最も有名な指標の1つにDoor-to-balloon timeがあります。患者が胸の痛みを訴えてから、血管形成術用バルーンを患者の心臓血管内で膨張させ、より多くの血液が閉塞部を超えて流れるようになるまでの時間的な間隔を示す指標です。Door-to-balloon timeは患者を救急で迎え入れてから処置室での処置を行うまでの流れがどれほど効率的であるかを示します。これは治療の質を計測するための、標準化された、利用しやすく公正な指標として開発されました（看護師による患者受け入れ記録や血管形成術のレポートでの時刻の改ざんは重大な不正行為とみなされるため、そうした露骨な記録の改ざんはまず行われないと考えて良いでしょう。）。その結果Door-to-balloon timeは病院の質を表す優れた指標のように聞こえます。

私も少なくともある病院の話を聞くまではそう思っていました。その病院ではバルーン処置を行うべきかについてはあまり考えずに、とにかくこの指標が良くなるように処置を急がせていたのです。さらに、その後の調査で短いdoor-to-balloon timeが必ずしも良い治療結果に繋がるわけではないということも分かりました。[2] 問題は血管形成術という処置によって命が救われる可能性がある一方で、必要ない場合があったり、医療費が高額になったりすることがあることです。血管形成術が適切かどうかを示す別の指標と組み合わせた利用がされないまま、患者を救急治療室から血管形成術の処置室へと急行させる強い動機が病院に働いて、本当に必要かどうかにはあまり注意が払われなくなっていたのです。時間短縮が実現された病院の中には、本当に血管形成術が必要か時間をかけて検討しなかったからできたという病院もありました。door-to-balloon timeをよく見せようと努力したあまり、この処置を数多くやり過ぎたのです。問題は指標が総合的なものではないということでした。治療のある一面だけに着目して、他の重要な要素を無視してしまっていたのです。

２００５年、ブリティッシュ・エアウェイズ社は１つの側面だけに着目した指標に頼っていたことで手痛いレッスンを学ぶ破目になりました。ロサンゼルスからロンドンに向けて離陸したブリティッシュ・エアウェイズ社のボーイング７４７旅客機の乗客は大きな爆発音を聞くとともに外を見ると、１つのエンジンが炎に包まれていました。副操縦士がコックピットから出てきて、ガタガタと音を立てる機内の端から端まで歩き、何が起きているのか調べました。ロサンゼルス国際空港からは航空管制官が「ブリティッシュ・エアウェイズ２６８、１番または2番のエンジンから炎が出ているようだ」と無線で伝え、パイロットからの緊急着陸を要求する返事を待ちました。しかしパイロットが伝えてきたのは、どうするか会社と相談するという返事でした。[3]

驚いたことに３５１人の乗客と18人の乗組員とを乗せて、ブリティッシュ・エアウェイズは目的地のロンドンまで飛行を続けることを決定したのです。パイロットはロサンゼルス国際空港の航空管制官への無線連絡で「フライト・プランに基づいて飛べるところまで飛ぶことに決めました・・ついてはあなた方の支援に感謝します、ありがとう」と連絡してきたのです。飛行機は低空飛行で、しかも止まってしまったエンジンが受ける抵抗力のために通常の巡航速度よりも12％遅い速度でアメリカ大陸を横断しました。東海岸へ近づくと、燃料消費スピートは速くなっていましたが、それでも敢えて大西洋を横断するリスクを取るか決断しなければなりません。乗組員は頑張ってやってみることとしました。最終的にはロンドンを目前にして燃料が足りなくなる恐れから、パイロットはイギリスのマンチェスター空港への緊急着陸を要求する非常事態を宣言することとなりました。幸いなことに乗客と乗組員と全員が無事に着陸しました。

この事件の前、EUによる定時着陸の経済的インセンティブ制度が導入され、5時間を超えて遅れて到着した場合には乗客に合計275、000ドルを補償することが決められていたのです。パイロットの団体は安全性の理由からこのルールに反対しましたが、受け入れられませんでした。インセンティブ制度によってパイロットが安全性を軽視する結果になることを恐れたのですが、まさに恐れていたことが現実となったのでした。

定時に到着するというのは運行成績が良いことを示す1つの指標でしかありません。より総合的な指標としては航空管制官の意見、整備部門の意見、そして非常に説得力があるものとして従業員に対する安全文化調査の結果などが含まれるでしょう。ブリティッシュ・エアウェイズ社では、こうしたことが起きたのはこれが初めてではなかったことが明らかになりました。似たような事件が以前にも発生していたのでした。この直近の最も注目を浴びた事故の後、ブリティッシュ・エアウェイズ社はやっと問題を理解し解決に取り組みました。心臓専門医とブリティッシュ・エアウェイズのパイロットのどちらについても、1つの指標だけにフォーカスすることによって品質に大きな影響を与える他の事柄が無視されてしまうという証明となったのです。

内部からの運動

ここまでの透明性確保の運動は、前向きに考える先進的な医師たちによって推進されてきました。彼らは透明性の確保が医療機関に与えることのできる可能性に気付き、心臓手術の治療成績に関するニューヨーク州での新たな試みの成功がもっと大きなスケールでもできるはずだと考えています。

今や医師の様々な団体によって、それぞれの専門領域において反論の余地のない確かなパフォーマンス指標が開発されています。それらは合併症や複雑さを考慮に入れるとともに、医師や病院が制度を上手く利用してきた情報なども取り入れたもので、独立した監査によって歪みや間違いがチェックされています。優れた医師ならば誰でも患者は有意義な情報に基づいて治療方針を選択して欲しいと考えていますし、無益な官僚主義や心が痛むような倫理的ジレンマに惑わされずに協力的な環境の中で医療を実践したいと考えています。

医師は自分たちの病院の経営陣に対して透明性の確保を働きかける必要があります。患者支援グループが単独で体制に立ち向かうことはできません。医師はサイエンスを理解し、偏見を持たずに品質を追跡調査する手法を開発してきています。若い世代はすでに古いやり方に嫌悪感を示しているのです。

看護師もまた、患者と病院で働くほかのスタッフとを繋ぐ仲介者として中心的な役割を果たしています。このために看護師は透明性確保の活動にとって特別に重要であり、多くの看護師協会では既に透明性の確保を最優先課題の1つとしています。会員数が4万人を超える周術期正看護師協会では、何か正しくないことが行われているのを見つけたら声を上げようというキャンペーンを張っています。アメリカ看護師協会もまた、患者の安全に向けたチームワーク向上に注目してきています。

　米国外科学会も最近になって米国での外科治療の質の向上が最優先課題であると発表しました。正常な能力が損なわれた医師を見つけ出して支援することや、認証評価や病室看護に関する新たな基準の作成などもこのプログラムの一部として行われています。また、患者治療成績の完全な公表も支持しています。アメリカの医学界で初めて、医師や病院にもっと説明責任を持たせようという現場従事者による内部からの関心の高まりが生じています。

どのような変化が生まれているか：オンライン・ダッシュボード

　車にはダッシュボードがあって必要な情報が分かりやすく表示されますが、病院も同じようなものを提供するべきでしょう。そうすれば医療被害にあう患者は世界的にも減るでしょうし、患者満足度も高まるでしょう。患者の治療結果のレポートにはごく限られた手術の感染症発生率だけではなく、もっと包括的な治療結果が含まれるべきです。具体的には、地域の全ての病院に関して病状ごとに下記に示すような指標を一般の人が知ることができるようにすべきです。そしてこれらの指標は消費者が簡単にアクセスできるようにユーザー・フレンドリーで、かつ一元化されているべきです。下記に示すのは病院のパフォーマンスを評価するための具体的な指標です。

1. バウンスバック

退院時診断の分類ごとに退院後90日以内の再入院率を一般の利用者が調べられるようにするべきです。この数値はバウンスバック率と呼ばれていて、私の専門分野である膵臓手術の場合には20％から40％の間です。再入院率はほとんどの米国の病院ですでに積極的に集計されていますが、患者の病気ごとに複雑さを数学的に調整して計算される新しい算出法による数値ならば全国平均と比較した点数評価が可能です。

再入院率の報告に加えて、病院は疾病ごとの平均入院期間も報告するべきです。これら2つの指標のうち1つだけでは誤解を招く恐れがあります。一定の再入院率が予想される疾病に関して再入院率が異常に高い病院は患者を早く退院させ過ぎていて、医療提供の質が低いだけでなく退院時における患者への指導が不十分なのかもしれません。

2. 合併症の発症率

合併症とは治療や手術の途中またはその後に発生する予定外の有害事象です。患者がオンラインで自分の病状や提案された手術をインプットすると、その病院で治療や手術を受けた場合の合併症発症率を確認できるというようにすべきです。具体的には、呼吸器、心臓血管、出血、創傷／感染、消化管／栄養失調、腎臓、神経の7つの主要な合併症タイプについて、どの程度の頻度で発生するか分かるようにするべきです。さらに加えて、私が自分の病院で行っているようにリスク調整後の死亡率統計にも誰でもアクセスできるようにすべきです。

合併症を計測する科学的手法は成熟してきています。医師によってオーソライズされた合併症の標準的な定義を用いて情報を公正に収集する手法が様々な医学会によって開発され、承認されています。こうした治療結果の測定を実際に行っているところでは、独立性を持った看護師が作業手順書に基づいてカルテを綿密にチェックしたり、デジタル記録や医療費請求情報を調べたり、患者に電話をして合併症があったかどうかを確認したりもします。データはインターネットのポータルサイトから容易に入力され、病状の複雑さや病気によって合併症の発症率を調整するアルゴリズムを用いて順番に並べ替えられます。こうしたことが全ての病院で行われて、結果を自宅のＰＣやスマートフォンで見ることができるようにすべきです。

3. ネバー・イベント

ネバー・イベントとは、何があっても決して生じてはいけない事象を指します。完全には無くすことができない合併症と異なり、ネバー・イベントは本質的に避けることが可能な事柄です。例えば、手術後にスポンジや器具を患者の体内に残したままにすることや、間違った手術、手術は正しいが体側の間違い、患者の取り違え、健康状態の良い患者に対する待機手術中の死亡などが含まれます。こうした不幸な事態は絶対に起きてはいけない事象です。ネバー・イベントは衝撃的な出来事のように聞こえますが、私がこれまでに勤務した病院を含めて国内ほとんど全ての病院で毎年少なくとも2～3例は生じています。これが公表されれば、ネバー・イベントがほとんど発生しない病院、逆に多い病院などが一目瞭然となります。一般市民は昔からあるこの問題には、当然ですが強い関心を持っています。人々が病院のネバー・イベント発生率に注目するようになれば、病院でも防止のための努力に優先順位が置かれるようになるでしょう。ネバー・イベントは今や水面下でお金による決着を付けるというような単純なものではなく、対外的な広報活動の面でも高価な代償を払わせられる悪夢となり得るのです。

4. 安全文化スコア

約1,500の病院で医師、看護師、その他の医療従事者への安全調査が実施されています。次の3つの質問に何割の病院従業員が「Yes」と答えたかが公表されるべきです。

- 「勤務先の病院で手術を受けたいと思いますか?」
- 「安全上の懸念があるときは、安心してそのことを口に出して言い出せますか?」
- 「患者にとって正しいことを奨励するようなチーム環境にありますか?」

これらの情報は他のどんな医療指標よりも総合的な実態を明らかにします。調査手法は標準化されていて、病院間での公正な比較が可能となるようにされています。もしこうした情報に一般の人々がアクセスできれば、そこで働く従業員ですら4人に1人しか選ばないような病院は避けられ、安全とチームワーク文化の強い病院が選ばれるでしょう。そうなれば、これまで長い間軽視されてきた対象に投資するインセンティブを病院に与えることになるでしょう。

5. 病院の症例数

病院は疾病ごとの患者数と、手術の種類ごとの件数を毎年（または、年数を明確に示したうえで複数年にわたる合計を）報告すべきです。1年間に治療する肺炎、脳卒中、肩の疾患や外傷などの症例数を病院が公表しないことを正当化する理由はありません。なぜならば、こうした情報には個々の医師の評価などデリケートな情報は含まれていないからです。たとえば、乳がんの患者は（標準的な乳房再建術に対して優れたＤＩＥＰフラップを含め）自分が受けようとしている手術を数多く手掛ける医療センターはどこか見つけることができるのが望ましいのです。妊婦ならば帝王切開の率を含む出産取り扱い数が公表されていて、かつ適切に知ることができるようになっていることが望ましいでしょう。同様に、全ての病院で低侵襲の手術が何割を占めているかを従来の開腹手術との対比で報告されるべきです。そういうものがあれば患者は自分で独自の比較を行うことができます。

6. 透明性のある記録、オープンノート、ビデオ録画

どの病院が文書記録や画像記録へのアクセスを簡素化する活動に参加しているか、顧客から見て分かるようにすべきです。病院を探す時には患者あるいは家族を中心に置いたプログラムやポリシーを持ち、薬や機器に関連する利益相反を全面的に公表している病院なのかどうかを簡単に見分けられるようにすべきです。今はまだ、こうした政策が実施されているかを確認するためには何十回も電話をかけなければなりません。

新たに革新を主導する人々

医療ではなぜ赤字が垂れ流されているのだろうかとビジネス関係者に聞けば、何らかの基準によって評価できる製品がないからだと言われるでしょう。どういう成果を上げているのか記録もないままに、医療に資金が注ぎ込まれているのです。アメリカでは非常に珍しいことです。お金が使われれば、どの産業であれ、どのようなサービスであれ、見返りに得られるものによって評価されますが、医療だけは例外です。医療制度には政府、民間企業、保険会社、個人などから数十億ドルのお金が注ぎ込まれながら、それでいて実用的なパフォーマンス指標はほとんど何も提供されていません。「計測できないものは改善できない」という格言がビジネス界にありますが、それはそっくりそのまま現在の医療の混乱した状況に当てはまります。

しかし、この状況が変化し始めていると信じるに足る理由があります。患者の安全のためのリープフロッグ・グループは医療における透明性の欠如にうんざりしたビジネスリーダーたちの集まりで、最新の医学的根拠に基づいて病院が満たすべき独自の基準を開発しました。安全であるという認証を得るためには一連の込み入った作業が必要ですが、この認証の取得を望む病院が増えています。ビジネス界のリーダーたちのフラストレーションから始まったものが医療改革を求める全国的な運動になりました。リープフロッグ・グループの例は、小さいながらも影響力のあるグループが医療に関して常識に基づく変革を要求し、かつ成し遂げることができる好例となっています。

その他の団体も、例えば、医療品質改善研究所（Institute for Healthcare Improvement、ＩＨＩ）は

病院のパフォーマンス向上を支援するために設立された全国組織の情報センターですが、医療ミスを減らすことやベストプラクティスの導入に注力しています。こうした団体も医療ミスを防ぐための戦略を病院に丁寧に広めるとともに、主催した研修会を通じてモデルを広めるなどしており、これまでに救われた人命はたぶん数十万人に上るでしょう。

　パスカル・メトリックス社も医療危機に迅速に対応しているグループです。病院における安全文化調査を運営し、調査結果を説得力のある形で報告して病院が自分の立ち位置を全国的に見てどのレベルにあるか分かるようにしています。パスカル社やこの他にもいくつかの組織が予防可能な患者への危害を事前に検知するコンピュータ・システムを作成しています。これらのスマート・コンピュータは様々な警告フラグ、すなわち「トリガー」を使用します。これは、数学を利用して考えられた特定の組み合わせを用いて患者に何か悪いことが起きようとしていることを示すものです。これらのトリガーには異常に長時間の手術、予期しない入院が必要となった日常的な手術、低酸素レベルを示す新たな検査結果、心臓部門以外からの心臓専門医の呼び出しなどがあります。[4]遠隔で一連のデータを監視する洗練されたモデルを用いて、これらのコンピュータ・システムが医療被害のリスクが増していることをリアルタイムで検知し、特別予防チームに即座に対応するようアラートを発します。医療をより一層安全なものとするために考え出された多くの有望なイノベーションのおかげで、危険で医療費も高額に昇る合併症を未然に予防することとなります。

　病院ではさらに一歩進んだ病院もあります。セントルイスのワシントン大学病院、クリーブランド・クリニック、ジョンズ・ホプキンズ、そして私が初めてホダッドを目撃した病院など少数の病院では、毎日収集される主要な治療結果については公開していくと宣言していますし、いくつかの州政府でも医療の透明性確保に向けた積極的な試行を始めています。ミネソタ州では一定の条件でオンラインでの病院単位の合併症報告を開始しました。消費者や保険会社はディスクロージャーに否定的な病院が隠そうとしているものは何なのか知りたいと思い始めていますので、どこかの時点では行政も一般大衆からの要求を無視できなくなるでしょう。

それにもかかわらず、まだ現時点では変化に向けて一番強い圧力は患者から、あるいは悲しいことですが残された家族からというのが現状です。スコルニク夫妻は独力でコロラド州議会に対して州の医療委員会を改革させることに成功しました。彼らの22歳の息子、マイケルが必要のない脳外科手術を受けた後で深刻な合併症を発症し、視力の一部を失い障害者として悲惨な3年間を過ごした挙句に発作を起こし、またもう1つの別の医療ミスによって亡くなったのです。遅すぎましたが、スコルニク夫妻は手術をした医師が別の州で多くの問題を抱える暗い過去を持っていることを発見したのです。母親のパティは彼女が経験したのと同じようなことが他の家族で起きてはいけないと誓い、彼女はコロラド州で医師の透明性を高めるための改革法を勝ち取りました。法律は彼女の亡き息子マイケルに敬意を表して、マイケル・スコルニク医療透明化法と名付けられました。パティはまた、コロラド州医療委員会のウェブサイトで閲覧可能なデータを拡張して、現在では国内で最も包括的なウェブサイトとすることにも成功しました。

スコルニク夫妻の悲しい物語は医療の消費者でも世の中を改善することができることを示しています。小さな法人組織として存在する現代の病院は患者が説明責任を求めれば対応すると私は信じています。

勝利も積み重なれば大きな勝利へと発展する可能性があります。立法化に成功した後、パティは「説明責任を求めるコロラド市民」という名前の小さなグループを立ち上げましたが、その熱い運動は広がり、現在は患者の安全を求める市民（Citizens for Patient Safety, citizensforpatientsafety.org）と呼ばれるグローバルな組織へと発展して、患者に様々な情報を提供するとともに他の州でも透明化に向けた法律の推進や、医師・学生たちへの研修を実施しています。

結び

過去100年の間に医学は人命を救うとともに治療効果とケアの質とを高めるとても強力な道具を手に入れました。データです。データがもたらした革命は「根拠に基づく医療」と呼ばれています。今日では医師であれ、看護師であれ、病院経営陣であれ、患者を治療するベストな治療法を決定する際に、注意深く集められたデータの価値を無視する人はいないでしょう。

しかし、現在の医療が根拠に基づいて行われているにもかかわらず、正にその同じ道具を患者、時には生死にかかわるような重大な決断に直面している患者に対しては利用させないのです。根拠に基づく医療という革命は医学をより良い方向に変えてきました。今私たちが必要としているのは透明性という革命です。

透明性には単に患者の治療過程を改善する力があるだけではなく、アメリカの医療ビジネスを変革する力を持っています。議会はメディケアの診療報酬支払いおよびその他の資金拠出に際して透明性の確保を前提条件にすべきです。議員、メディケア関係者、そして州によっては州の医療委員会がこのことに関心を示しています。パフォーマンスを測定する信頼できる手法を手にした今こそ、まさに行動を起こす時です。

医学は細分化され、ばらばらで、費用が掛かり過ぎていると私が全国を回って話をすると、多くの人たちが何か自分にもできることがないだろうかと私に聞きに来ます。そうした人々への私の答えは透明性の確保を強く要求することと伝えています。そしてこの運動をサポートしてください、と。医学は神聖なものであると同時に、一般大衆に依存するビジネスでもあります。患者は消費者で、商人ならば誰でも顧客には自分のところにお金を落として欲しいと望んでいます。いくつかの病院、個々の医師でさえもが透明性を誓い、治療結果の公表に参加し、利益相反については公開し、患者による治療記録へのアクセスを容易にし、医療ミスについても分かったらすぐに公表すると宣言しています。私もこの誓約を誓い、それを本書のためのウェブサイトであるunaccountablebook.comに掲載しています。

この取り組みに協力したいと思う人は地元の病院のＣＥＯや理事会メンバーに手紙を書き、病院の治療成績を公表するとともに透明性を誓うように勧めてください。そして、各種指標で成績が良いこと、診療の場における透明性を約束することで病院を宣伝するように勧めてください。議員や行政府の人たちも、この問題に関して有権者の声に耳を傾け始めています。特に情報公開を阻止しようとするロビーストに反対する人々の声に耳を傾け始めています。一般の人々はこの運動の内情を十分には把握できていないかもしれませんが、日増しに多くの医師が立ち上がり、医療は大衆の声に耳を傾けるべきであると強く求め始めています。

アメリカにおける透明性はまた、訴訟の乱発によって膨れ上がる医療過誤責任の費用削減を目的として強く望まれている不法行為法改革を健全に補完するものとなるでしょう。真に透明性のある制度の下では、患者は質の高い医療を容易に見つけることができるために合併症も減り、結果として訴訟も減ると思われます。

医療費の増加は国内の一般家庭、企業、そして政府にとって持続不可能なほどの負担となっていて、今では増え続ける国の借金の一番の原因となっています。にもかかわらず、「専門家」がその根本にある原因、即ち説明責任の問題について話すのを聞いたことは滅多にありません。医療分野の指導者たちが医療体制を全面的に改革して医療費の負担方法を変更すると提案するのを聞いても、私が感じるのは悲しいほどに的外れだということです。この複雑な制度が抱える問題に対するシンプルで、それでいて最もお金のかからない解決策は患者に情報を与えて力を与えることです。

党派のそれぞれに属する人たちが医療改革における政府の役割について論じることは可能ですが、公的なアプローチであれ民間的なアプローチであれ、それが機能するためには透明性のあることが基本的な前提条件です。そして、オープンであることや説明責任は党派を超えて国民が合意する価値観です。この本で提唱した改革は保守でもリベラルでもありません。また、透明性が効果を発揮するためには政府、保険会社、病院、医師、それぞれのグループが一定の役割を果たして、公平で正確な説明が国民に届けられなければなりません。そして、そのことによって自由な市場が持つ力を解き放ち、前向きな変革を作り出すのです。それぞれの病院が公平な土俵での競争を義務付けられれば、どうしたら患者に奉仕することができるか全ての病院が競争せざるを得なくなります。

透明性にはもう1つ重要な利点があります。それは、多くの人が秘密主義で傲慢になってしまったと感じる業界への人々の尊敬を再び取り戻すことができるのです。説明責任をハッキリと持つことによってこそ、医療費の問題と取り組み、より安全な医療を提供するとともに我々が仕えるコミュニティからの信頼を再び勝ち得ることができるのです。

謝辞

大学を卒業後、メディカル・スクールと研修で費やした11年の間に多くの医師や医療政策の専門家に指導をいただきました。その全員に共通した特徴は謝辞を求めないということですが、それでも私はそうした人たちに感謝の意を表したいと思います。まず一番にあげるのはアンディ・ウォーショウ博士とカルロス・フェルナンデス・デル・カスティーヨ博士です。2人とも非常に高い技術を持った外科医であると同時に謙虚な態度と深い思いやりをもった医師で、現代医学が抱える問題にもかかわらず外科医の道を進むことを私に決心させてくれました。また、ステファン・R・T・エバンス博士、デビッド・ベイツ博士、ジノ・メルリ博士からは常に真実を話すように、医師として治療に当たることは特別な名誉であると教えられました。デビッド・ヘメンウェイ博士とハーベイ・ファインバーグ博士とは、私が属する医療界のカルチャーについて気付かせてくれました。彼らは医学生であった私に、違った角度から物を見よ、病気を研究してその原因と治療法とを見つけるのと同じように医療ミスを研究することを考えてみよと励ましてくれました。

ピーター・ジナには、この本をまとめるにあたってアドバイスや進め方についても教えて頂き深く感謝しています。また、リン・チュー、グレン・ハートリー、ローラ・フィリップス、ジェン・ドゥーヤにも同様に助けてもらいました。ピート・ビーティー、ミシェル・ブランケンシップ、ローラ・キーフにもとても助けられました。ステファニー・フェイ・デズモン、ギャリー・ステファンス、ジョアン・ロジャースにも、私たちが行った医療品質と安全に関する研究を医療改善へのメッセージとしてまとめるにあたって大変努力して頂きましたことを感謝します。

ヘザー・リュー、ミコル・クーパー、アンドリュー・イブラヒム、リンダ・ジン等、その他多くの医学生、看護師、政策提言者たちからも大きな刺激を受けました。こうした人々は本書で書いた運動を学んだ後、医療における説明責任についての全国的な議論の推進のために多大な時間を費やしてくれました。彼ら・彼女らは、医療従事者と患者およびその家族の固い信念によって成長し続ける草の根の取り組みにも参加してきました。さらに、ブルース・ホール博士、クリフォード・コー博士、マイケル・ヘンダーソン博士、カレン・リチャード博士、デビッド・シャヒアン博士らにも感謝を表したいと思います。彼ら・彼女らの貢献によって質の良い医療提供という分野が正式な科学として高められたのです。最後に、ジョンズ・ホプキンズ病院で学ぶハルステッド・レジデントたちが医療の実践と教育技術とに関してヒポクラテスの誓いの偉大な遺産を進歩させることに熱心に取り組んでいることに感謝します。

注

前書き

1. C.P. Landrigan, "Temporal Trends in Rates of Patient Harm Resulting from Medical Care," *New England Journal of Medicine* 363, no. 22 (2010) : 2124-34.

第1章　ホダッド先生と肉食恐竜

1. Kevin Sack and Marjorie Connelly, "In Poll, Wide Support for Government-Run Health," *New York Times*, June 20, 2009.

第2章　危険地帯

1. M.A. Makary, J.B. Sexton et al., "Patient Safety in Surgery," *Annals of Surgery* 243, no. 5 (2006) : 628-35. M.A. Makary, J.B. Sexton et al. "Teamwork in the Operating Room: Frontline Perspectives among Hospitals and Operating Room Personnel," *Anesthesiology* 105, no. 5 (2006) : 877-84. 安全文化に関する図表・グラフはこれらの論文から掲載。
2. Committee on Quality of Health Care in America and the Institute of Medicine with eds. L.T. Kohn, J.M. Corrigan, M.S. Donaldson, *To Err Is Human: Building a Safer Health System* (Washington, D.C.: National Academy Press, 2000).

3. D.T. Huang et al., "Intensive Care Unit Safety Culture and Outcomes: A U.S. Multicenter Study," *International Journal for Quality in Health Care* 22, no. 3 (2010) :151-61; A.B. Haynes, Safe Surgery Saves Lives Study Group et al., "Changes in Safety Attitude and Relationship to Dereased Postoperative Morbidity and Mortality Following Implementation of a Checklist-based Surgical Safety Intervention," *BMJ Quality and Safety* 20, no. 1 (2011) : 102-07.
4. Guy Clifton博士への著者によるインタビュー, August 22, 2011
5. J.B. Dimick et al., "Who Pays for Poor Surgical Quality? Building a Business Case for Quality Improvement," *Journal of the American College of Surgeons* 202, no.6 (2006) : 933-37.

第3章　ニューヨーク州の実験

1. M.R. Chassin, "Achieving and Sustaining Improved Quality: Lessons from New York State and Cardiac Surgery," *Health Affairs* 21, no. 4 (2002) : 40-51.
2. 同書
3. Society of Thoracic Surgeons, "STS Public Reporting Online," last modified 2012, sts.org/quality-research-patient-safety/sts-public-reporting-online.
4. P.S. Romano et al., "Impact of Public Reporting of Coronary Artery Bypass Graft Surgery Performance Data on Market Share, Mortality, and Patient Selection," *Medical Care* 49, no. 12 (2011) : 1118-25.

5. Dr. William R. Brodyへの著者によるインタビュー.
6. Mark Benjamin, "Military Injustice," *Salon*, June 7, 2005.

第4章　スーパー外科医と王様

1. L. Morgenstern, "The Shah's Spleen: Its Impact on History," *Journal of the American College of Surgeons* 212, no. 12 (2011) : 260-68.
2. David Harris, *The Crisis: The President, the Prophet, and the Shah—1979 and the Coming of Militant Islam* (New York: Little, Brown and Company, 2004).
3. E.L. Hannan et al. "The Decline in Coronary Artery Bypass Graft Surgery Mortality in New York State: The Role of Surgeon Volume," *Journal of the American Medical Association* 273, no. 3 (1995) : 209-13.

第5章　「私が好きなやり方」

1. Atul Gawande, "The Cost Conundrum," *New Yorker*, June 1, 2009.
2. John Carreyrou and Maurice Tamman, "A Device to Kill Cancer, Lift Revenue," *Wall Street Journal*, December 7, 2010.

第6章　現行制度の中で上手にやる

1. Kaiser Family Foundation, "New National Survey: Are Patients Ready to Be Health Care Consumers?" October 28, 1996, http://www.kff.org/insurance/1203-qualrel.cfm.

第7章　アウトカムが持つ力を活用する

1. E.A. Codman, *A Study in Hospital Efficiency* (reprinted by the Joint Commission on Accreditation of Healthcare Organizations Press, 1996).
2. S.F. Khuri, et al., "The Department of Veterans Affairs' NSQIP: The First National, Validated, Outcome-based, Risk-adjusted, and Peer-controlled Program for the Measurement and Enhancement of the Quality of Surgical Care," *Annals of Surgery* 228, no. 4 (1998) : 491-507.
3. O.D. Guillamondegui et al., "Using the National Surgical Quality Improvement Program and the Tennessee Surgical Quality Collaborative to Improve Surgical Outcomes," *Journal of the American College of Surgeons* 214, no. 4 (2012) :709-14.
4. Robert Herboldへの著者によるインタビュー、2011年6月9日.

第8章　障害のある医師

1. L.N. Dyrbye et al., "Work/Home Conflict and Burnout among Academic Internal Medicine Physicians," *Archives of Internal Medicine* 171, no.13 (2011): 1207-09; J.E. Wallace et al., "Physician Wellness: A Missing Quality Indicator," *The Lancet* 374, no. 9702 (2009) : 463-71.
2. T.D. Shanafelt et al., "Burnout and Career Satisfaction among American Surgeons," *Annals of Surgery* 250, no.3 (2009) : 463-71.
3. John Fauber, "Cardiologist Who Revealed Echo Errors Out of a Job," January 14, 2011, http://www.medpagetoday.com/Cardiology/Atherosclerosis/24337.

4. William Heisel, "Maine Welcomes Psychiatrist with Fraud Conviction and Drug Abuse Concerns," Reporting on Health blog, September 1, 2010, http://www.reportingonhealth.org/node/9476.
5. A. Levine et al., "State Medical Boards Fail to Discipline Doctors with Hospital Actions Against Them," *Public Citizen Report*, March 15, 2011, www.citizen.org/documents/1937.pdf.
6. Cheryl W. Thompson, "After Stealing Drugs, Doctor Goes to Rehab: Anesthesiologist Licensed to Practice in Several States" *Washington Post*, April 10, 2005.
7. Toby Bilanow, "When Older Doctors Put Patients at Risk," *New York Times*, Well blog, January 24, 2011, http://well.blogs.nytimes.com/2011/01/24/when-older-doctors-put-patients-at-risk.

第9章　医療ミス

1. C.P. Landrigan et al., "Temporal Trends in Rates of Patient Harm Resulting from Medical Care," *New England Journal of Medicine* 363, no. 22（2010）: 2124-34.
2. Dina ElBoghdady, "Some Doctors Try to Squelch Online Reviews," *Washington Post*, January 28, 2012.
3. Alan Levineへの著者インタビューによる.
4. D. Josefson et al., "Transplants from Live Patients Scrutinized after Donor's Death," *British Medical Journal* 324, no. 7340（2002）: 754.
5. Scott Allen, "With Work, Dana-Farber Learns from '94 Mistakes,"

Boston Globe, November 30, 2004.
6. I. Philibert et al. for the members of the ACGME Work Group on Resident Duty Hours, "New Requirements for Resident Duty Hours," *Journal of the American Medical Association* 288, no. 9 (2002) : 1112-14.
7. Alison Leigh Cowan, "Mount Sinai May Resume a Liver Transplant Program," *New York Times*, March 22, 2003.
8. Lydia Polgreen, "Transplant Chief at Mt. Sinai Quits Post in Wake of Inquiry," *New York Times*, September 7, 2002.
9. Darshak Sanghavi, "The Phantom Menace of Sleep-Deprived Doctors," *New York Times Magazine*, August 5, 2011.
10. Denise Grady, "Four Transplant Recipients Contract H.I.V.," *New York Times*, November 13, 2007.

第10章　寄付する前に聞きましょう

1. Gilbert M. Gaul, "Children's Hospitals Pay Millions to CEOs," *Fort Worth Star-Telegram*, September 26, 2011.
2. 同上.
3. Forbes.com, "The 200 Largest U.S. Charities," November 17, 2010, http://www.forbes.com/lists/2010/14/charity-10_Childrens-Hospital-Boston_CH0036.html.
4. Forbes.com, "The 200 Largest U.S. Charities," November 17, 2010, http://www.forbes.com/2009/11/23/charitable-giving-gates-foundation-personal-finance-charity-09-intro.html.

第11章　食べる物は自分で捕まえてこい

1. John Carreyrou and Tom McGinty, "Medicare Records Reveal Troubling Trail of Surgeries," *Wall Street Journal*, March 29, 2011.
2. John Carreyrou and Tom McGinty, "Top Spine Surgeons Reap Royalties, Medicare Bounty," *Wall Street Journal*, December 20, 2010.
3. 同上
4. Shannon Brownlee, *Overtreated: Why Too Much Medicine Is Making Us Sicker and Poorer* (New York: Bloomsbury, 2007).
5. J.P. Neoptolemos et al., "A Randomized Trial of Chemoradiotherapy and Chemotherapy after Resection of Pancreatic Cancer," *New England Journal of Medicine* 350, no.12 (2004) : 1200-10.
6. Matthew Heineman and Susan Froemke, *Escape Fire: The Fight to Rescue American Healthcare.*
7. E.J. Emanuel et al., "Chemotherapy Use among Medicare Beneficiaries at the End of Life," *Annals of Internal Medicine* 138, no.8 (2003) : 639-43.
8. Andrew Pollack, "Genentech Offers Secret Rebates for Eye Drug," *New York Times*, November 3, 2010.
9. Robert Little, "Patients Learn They Might Have Unneeded Stents," *Baltimore Sun*, January 15, 2010.
10. Ron Winslow and John Carreyrou, "Heart Treatment Overused," *Wall Street Journal*, July 6, 2011.

11. Paul S. Chan et al., "Appropriateness of Percutaneous Coronary Intervention," *Journal of the American Medical Association* 306, no.1 (2011) : 53-61.
12. Jon Kamp, "Heart-Device Guidelines Not Often Met, Study Says," *Wall Street Journal*, January 5, 2011.

第12章　オールアメリカンロボット

1. Intuitive Surgical Inc., *2010 Annual Report* (Sunnyvale, CA: Intuitive Surgical, Inc., 2001).
2. A.M. Ibrahim et al., unpublished research, Johns Hopkins University, 2011.
3. A.M. Ibrahim and M.A. Makary, "Robot-Assisted Surgery and Health Care Costs," *New England Journal of Medicine* 363, no. 22 (2010) : 2175-76.
4. G.I. Barbash and S.A. Glied, "New Technology and Health Care Costs: The Case of Robotic-Assisted Surgery," *New England Journal of Medicine* 363, no. 8 (2010) : 701-04.
5. 同上.
6. L. Jin et al., "Robotic Surgery Claims on U.S. Hospital Websites," *Journal on Healthcare Quality* 33, no. 6 (2011) : 48-52.
7. John Carreyrou, "Surgical Robot Examined in Injuries," *Wall Street Journal*, May 4, 2010.
8. Patient-Centered Outcomes Research Institute, "What We Do," last modified September 14, 2011, http://www.pcori.org/what-we-do/pcor.

第13章　文化の推進力

1. Mayo Clinic, "Mayo Clinic Mission and Values," last modified November 20, 2011, http://www.mayoclinic.org/about/missionvalues.html.
2. R.M. BoisjolyからR.K. Lund. 1985年7月31日付メモ．Presidential Commission on the Space Shuttle *Challenger* Accident, Archives II Reference Section（Civilian），Textual Archives Services Division（NWCT2R[C]），National Archives at College Park, MD（online version at http://arcweb.archives.gov）.
3. M.A. Makary et al., "Operating Room Briefings: Working on the Same Page," *Joint Commission Journal on Quality and Patient Safety* 32, no.6（2006）：351-55. M.A.Makary et al., "Operating Room Briefings and Wrong-Site Surgery," *Journal of the American College of Surgeons* 204, no. 2（2007）：236-43.
4. Lawrence K. Altman, "Doctors Discuss Transplant Mistake," *New York Times*, February 22, 2003.
5. M.A. Makary et al., "Needlestick Injuries among Surgeons in Training," *New England Journal of Medicine* 356, no. 26（2007）：2693-99.
6. M.A. Makary et al., "Operating Room Teamwork among Physicians and Nurses: Teamwork in the Eye of the Beholder," *Journal of the American College of Surgeons* 202, no. 5（2006）：746-52.
7. A.S. Klein and P.M. Forni, "Barbers of Civility," *Archives of Surgery* 146, no. 7（2011）：774-77.

8. J.B. Sexton et al., "Teamwork in the Operating Room: Frontline Perspectives among Hospitals and Operating Room Personnel," *Anesthesiology* 105, no. 5 (2006) : 877-84.
9. M.A. Makary et al., "Operating Room Briefings: Working on the Same Page," ; M.A. Makary et al., "Operating Room Briefings and Wrong-Site Surgery," ; S. Nundy et al., "Impact of Preoperative Briefings on Operating Room Delays, " *Archives of Surgery* 143, no. 11 (2008) : 1068-72.
10. A.B. Haynes, et al. for the Safe Surgery Saves Lives Study Group, "A Surgical Safey Checklist to Reduce Morbidity and Mortality in a Global Population," *New England Journal of Medicine* 360, no. 5 (2009) : 491-99.
11. E. Wick et al., "Implementation of a Comprehensive Unit-based Safety Program (CUSP) to Reduce Surgical Site Infections," *Journal of the American College of Surgeons* 215, no.2 (2012) : 193-200.
12. D.T. Huang et al., "Intensive Care Unit Safety Culture and Outcomes: A U.S. Multicenter Study," *International Journal for Quality in Health Care* 22, no. 3 (2010) : 151-61. M. Cooper and M.A. Makary, "A Comprehensive Unit-Based Safety Program (CUSP) in Surgery: Improving Quality through Transparency," *Surgical Clinics of North America* 92, no. 1 (2012) : 51-63.

第14章　Healthonomics

1. J. Tse et al., "How Accurate Is the Electronic Health Record? A Pilot Study Evaluating Information Accuracy in a Primary Care Setting," *Studies in Health Technology and Informatics* 168 (2011) : 158-64.
2. M. Staroselsky et al., "Improving Electronic Health Record (EHR) Accuracy and Increasing Compliance with Health Maintenance Clinical Guidelines through Patient Acceess and Input," *International Journal of Medical Informatics* 75, nos. 10-11 (2006) : 693-700.
3. D. Syin et al., "Publication Bias in Surgery," *Journal of Surgical Research* 143, no.1 (2007) : 88-93.
4. C. Charles et al., "Shared Decision-Making in the Medical Encounter: What Does It Mean? (or It Takes at Least Two to Tango) ," *Social Science & Medicine* 44, no.5 (1997) : 681-92.

第15章　隠しカメラ

1. Lary Copeland, "Research: Red-light Cameras Work," *USA Today*, February 15, 2007.
2. Douglas Rex博士へのインタビュー.
3. D.K. Rex et al., "The Impact of Videorecording on the Quality of Colonoscopy Performance: A Pilot Study," *American Journal of Gastroenterology* 105, no. II (2010) : 2312-17.
4. M. Raghavendra and D.K. Rex, "Patient Interest in Video Recording of Colonoscopy: A Survey," *World Journal of Gastroenterology* 16, no.4 (2010) : 458-61.

5. A.S. Klein and P.M. Forni, "Barbers of Civility," *Archives of Surgery* 146, no.7 (2011) : 774-77.
6. Tina Rosenberg, "An Electronic Eye on Hospital Hand-Washing," *New York Times*, Opinionator blog, November 24, 2011, http://opinionator.blogs.nytimes.com/2011/11/24/an-electronic-eye-on-hospital-hand-washing.
7. Joseph Brownstein, "Rhode Island Hospital Fined for Fifth Surgery Error in Two Years," ABCNews.com, November 4, 2009, http://abcnews.go.com/Health/rhode-island-hospital-fined-surgery-error-years/story?id=8988619.
8. P. Lee, S. Regenbogen, and A. A. Gawande, "How Many Surgical Procedures Will Americans Experience in an Average Lifetime? Evidence from Three States," http://www.mcacs.org/abstracts/2008/p15.cgi.
9. World Health organization, "New Scientific Evidence Supports WHO Findings: A Surgical Safety Checklist Could Save Hundreds of Thousands of Lives," http://www.who.int/patientsafety/safesurgery/checklist_saves_lives/en/index.html.

第16章　誠実な医療を求める新しい世代

1. M. Nurok et al., "Sleep Deprivation, Elective Surgical Procedures, and Informed Consent," *New England Journal of Medicine* 363, no. 27 (2010) : 2577-79.
2. 同書.

3. Sharon Begley, "One Word that Can Save Your Life: No!" *Newsweek*, August 14, 2011.

第 17 章　説明責任を巡る現状について

1. U.S. Congress. *Sarbanes-Oxley Act of 2002.* Public Law 107-204. 107th Congress. Congressional Record 148 (July 30, 2002).
2. A. Flynn et al., "Trends in Door-to-Balloon Time and Mortality in Patients with ST-Elevation Myocardial Infarction Undergoing Primary Percutaneous Coronary Intervention," *Archives of Internal Medicine* 170, no. 20 (2010) : 1842-9.
3. Scott McCartney, "After Engine Blew, Deciding to Fly On 'As Far as We Can,'" *Wall Street Journal*, September 23, 2006.
4. F.A. Griffin et al., "Detection of Adverse Events in Surgical Patients Using the Trigger Tool Approach," *Quality and Safety in Health Care* 17, no. 4 (2008): 253-58; D.C. Classen et al. "'Global Trigger Tool' Shows that Adverse Events in Hospitals May be Ten Times Greater than Previously Measured," *Health Affairs* 30, no. 4 (2011) : 581-89.

著者について

著者であるマーティ・マカリー（医学博士、公衆衛生学修士）はジョンズ・ホプキンズ病院の外科医であるとともに、ジョンズ・ホプキンズ公衆衛生大学院健康政策学の准教授です。マカリ博士は病院のパフォーマンスを測定するための世界保健機関（ＷＨＯ）による取り組みを主導するとともに、外科手術のチェックリストの利用に関する研究を最初に発表しました。後にアトゥール・ガワンデ博士と共に、ガワンデの著書『チェックリスト・マニフェスト』にも記載されているＷＨＯの公式チェックリストを作成しました。

マカリ博士の研究はニューイングランド・ジャーナル・オブ・メディシン誌や他の多くの医学雑誌に掲載されています。米国保健社会福祉省の医療研究品質局からの研究助成金を受け、医療における患者のエンパワーメントの主題について幅広く執筆しています。アメリカ外科学会で指導的役割を果たし、世界中の多くのメディカル・スクールで使用されている外科に関する教科書の著者でもあります。2007年には消化器外科のマークラビッチ・チェアに最年少で指名されました。この役職に3年間従事した後、ジョンズ・ホプキンズにおける手術の質と安全性の責任者として現在の役職に任命されました。がん手術を専門とし、ジョンズ・ホプキンズ膵臓移植センターのディレクターを務めています。

マカリ博士は、バックネル大学、トーマス・ジェファーソン大学、ハーバード大学で学位を取得しています。ジョージタウン大学で外科トレーニングを、ジョンズ・ホプキンズ大学でサブ・スペシャリティ・トレーニングを修了しています。

【ヤ行】

【ラ行】

【ワ行】

【マ行】

【ナ行】

【ハ行】

【タ行】

【サ行】

【カ行】

索 引

【ア行】

訳者略歴

野村證券で東京とニューヨークとを拠点としてデリバティブ商品の開発およびトレーディングなどに従事した後、医療機関を対象としたファイナンスとM＆Aなどの業務を開拓。その後設立された野村ヘルスケア・サポート＆アドバイザリー株式会社で初代社長に就任。現在は同社のシニアアドバイザー。

一橋大学社会学部、早稲田大学理工学部卒業。

yshdhjm@gmail.com

UNACCOUNTABLE
沈黙する医師たち

発行日　2022年8月10日
著　者　マーティ・マカリー
訳　者　吉田《よしだ》　啓《はじめ》
発行者　橋詰 守
発行所　株式会社 ロギカ書房
〒101-0052
東京都千代田区神田小川町2丁目8番地
進盛ビル303
Tel 03（5244）5143
Fax 03（5244）5144
http://logicashobo.co.jp/
印刷所　モリモト印刷株式会社
定価はカバーに表示してあります。
乱丁・落丁のものはお取り替え致します。

Printed in Japan
978-4-909090-77-5　C0047